AF221314

Dietrich Volkmer

Selbstmord mit Messer und Gabel

Im Brennpunkt:
Unsere Ernährung

Dietrich Volkmer

SELBSTMORD MIT MESSER UND GABEL

Im Brennpunkt: Unsere Ernährung

Die Deutsche Nationalbibliothek verzeichnet diese Publikation
in der Deutschen Nationalbibliografie;
Detaillierte bibliografische Daten sind im Internet unter
http://dnb.ddb.de abrufbar

Text, Layout, Umschlaggestaltung, Farbgrafiken und Fotos
Dr. Dietrich Volkmer

Titelbild: Dr. D. Volkmer

Internet-Seiten
www.drvolkmer.de   www.literatur.drvolkmer.de
  www.privat.drvolkmer.de

Herstellung und Verlag
BoD Books on Demand
Norderstedt
Printed in Germany

ISBN 9783751924580

Inhaltsübersicht

Vorwort zur 5. Auflage

Mit diesem Buch, das jetzt seit dem Jahr 1980 seine 5. Auflage (aktualisiert und erweitert) erfährt, möchte ich Ihnen keine neue Diätform nahe bringen, keine Vorschläge für spezielle Menus und ebenso Sie nicht von speziellen Kostformen, Trennkost, Schonkost, Vegetarismus oder vegane Ernährung, ayurvedische Kost oder was es sonst noch geben mag.

Dieses Buch hat nur eine einzige Aufgabe, nämlich Sie etwas kritischer, hellhöriger und neugieriger zu machen, was hinter den Dingen steht, die Sie sich tagaus, tagein einverleiben, um dem Körper das zuzuführen, was er nach Ihrer Ansicht oder nach allgemeiner Ansicht unbedingt braucht, um seinen Lebensweg zu bestreiten.

In den Publikationen, meistens in den wöchentlichen, sind so viele Hinweise und Vorschläge aufgeführt, das man oft völlig verunsichert ist, ob man für sich und auch für die Kinder oder die Familie das Richtige tut.

Dabei sind es nur einige wenige wichtige Aspekte, die es zu beachten gilt, um einigermaßen gesund durch die Fährnisse des Lebens zu gehen. Darauf soll im Laufe der folgenden Seiten eingegangen werden.

Der Titel mag vielleicht ein wenig aufdringlich und reißerisch klingen. Aber auf diese Weise wird der eine oder andere auf das aufmerksam, was für ihn oder sie wichtig ist. Menschen werden nur dann zu einer überzeugten Mitarbeit zu gewinnen sein, wenn sie den Sinn der ärztlichen Ratschläge einsehen und verstehen. Könnte man sich in der Praxis für jeden Patienten die nötige Zeit für ein umfassendes aufklärendes Gespräch nehmen, so käme man dem idealen Arzt-Patienten-Verhältnis sehr nahe. Leider sieht die Wirklichkeit anders aus. Volle Wartezimmer und ständiger Termindruck lassen diese Wünsche illusorisch werden.

Alle im menschlichen Organismus stattfindenden materiellen und biochemischen sowie biophysikalischen Vorgänge beziehen ihre Energie aus der Nahrung. Freude, Betrübtsein, Gelöstheit, Spannung, Aufgeschlossenheit, Intelligenz,schlossenheit, Intelligenz, auch sie haben irgendwo ihre geheimnisvollen Wurzeln in unserer Ernährung, denn all das kann nur einigermaßen funktionieren, wenn eine gesunde Basis für diese immateriellen Prozesse vorhanden ist, so will ich es einmal vorsichtig benennen.

Als kurzer Hinweis zum Nachdenken: Amerikanische und französische Ernährungswissenschaftler sind der Ansicht, dass 60 - 80 % der bösartigen Geschwülste ihre Ursachen in einer falschen Ernährung haben. Sollte uns das nicht nachdenklich machen? Sollte uns das nicht zu einer Selbstbesinnung führen und eine positive Aufgeschlossenheit in uns gegenüber den Dingen wachrufen, die uns am Leben, am gesunden Leben erhalten?

Zugegebenermaßen gibt es gerade bei manchen Aspekten divergierende Meinungen unter den vielen Autoren. Das ist menschlich, allzu menschlich. Damit muß man leben. Der Leser möge daher oft aus dem Bauch heraus entscheiden, ob er meine Denkansätze übernimmt oder eine eigene Meinung für richtiger oder für ihn passender hält. Dogmen aufzustellen liegt mir fern.

Auf jeden Fall hoffe ich aber, mit meinen Ausführungen dem einen oder anderen hilfreich zur Seite stehen zu können und zum Nachdenken anzuregen.

Es gibt sicher noch viel mehr über Ernähung zu berichten, aber manchmal ist es wichtig, sich nicht zu verzetteln, sondern sich auf die wesentlichen Dinge zu konzentrieren.

Historisches

Jeder stößt in seinem Leben irgendwann einmal auf Informationen, Ereignisse oder Erlebnisse, die ihn nachdenklich werden lassen oder sollten. Sie müssen nicht von weltbewegender Bedeutung sein, manchmal sind es nur ganz einfache Hinweise, die einem das Leben so nebenbei präsentiert. Oft hat man sogar den Eindruck, als hätten diese Ereignisse nur darauf gewartet, von uns entdeckt, aufgespürt oder gefunden zu werden.

Ein ganz banales Beispiel mag das erläutern. In meiner ersten Zahnarztpraxis hatte ich im Kühlschrank für die Angestellten immer zur Erfrischung ein oder zwei Flaschen klare Limo. Bis eines Tages eine ganze Flasche auslief. Zu meinem Entsetzen zeigte sich auf dem Fußboden keine klare Flüssigkeit, sondern ein klebrige Masse – alles Zucker. Ohne damals allzu viel über Ernährung zu wissen – dass Zucker Karies verursacht war mir schon bekannt – gab es danach keine Limoflaschen mit dieser Zuckerbrühe mehr in der Praxis.

Ich fragte mich damals, wieso lässt die Limonaden- und Erfrischungsgetränke-Industrie es zu, dass solche Produkte weiter verkauft werden. Denn gesund konnte das nicht sein.

Nun muss man wissen: Während des Studiums erfährt man so gut wie nichts zum Thema Ernährung, das scheint unwichtig, quasi Nebensache zu sein. Das ist auch der Grund, dass die meisten Ärzte und Zahnärzte wenig bis gar nichts zu diesem Thema wissen.

Ich beschloss, die Dinge weiter zu verfolgen und mich näher mit den Themen zu befassen. Zufällig wurde damals in Düsseldorf ein zweitägiges Seminar mit dem amerikanischen Wissenschaftler Prof. Cheraskin angeboten. Was er uns, wissenschaftlich belegt, zum Thema Ernährung, speziell zu Zucker und auch zu Vitamin C, nahebrachte, hatte mich dermaßen erschüttert, dass ich regelrecht an den Intentionen der deutschen Nahrungsmittelindustrie zu zweifeln begann. Besonders die schädlichen Auswirkungen des Zuckers, also unseres allgegenwärtigen Haushaltszuckers, hatten mich regelrecht aufgebracht. Meine erste Amtshandlung, als ich wieder zu Hause war, bestand darin, ein Tablett zu nehmen und sämtlichen Zucker, den ich im Haus fand, egal ob Puderzucker, Würfelzucker, normalen abgepackten Zucker, Kandiszucker usw. auf das Tablett

9

zu packen und in die Mülltonne zu werfen.

Seitdem wurde unser Haus zu einer zuckerfreien Zone erklärt.

In mir reifte dann der Entschluß, mein neues bescheidenes Wissen in eine Buchform zur Weitergabe an meine Patienten zu übertragen. Die erste Auflage im Eigenverlag, damals im Jahr 1979 noch in eine Reise-schreibmaschine vom Typ Olympia mühselig eingetippt, habe ich auch aus einer Art Wut und Enttäuschung geschrieben, da mir nach zwei Se-minaren bei Prof. Cheraskin erschreckend klar gewesen war, wie wenig ich selbst über dieses Gebiet wusste, und ich begann, die Dinge weiter zu verfolgen.

Wenn man auf einem Weg ist, dann kommen – wenn man offen ist – andere entscheidende Informationen auf einen zu oder hinzu, als ob man von ihnen „gesucht" wird. Man formuliert es dann als „zufällig". Mir fielen damals, fast zeitgleich mit den Kursen bei Prof. Cheraskin, zwei Bücher von Hans Werner Woltersdorf in die Hände, die mich vieles, das ich in der Physik und in der Medizin gelernt hatte, sehr kritisch und als fragwürdig betrachten ließen. Ich bin in den Büchern, die sich mit As-trophysik etc befassen, näher auf diese wichtigen Inhalte eingegangen.

Vier einwöchige Seminare bei dem Diplom-Psychologen Thorwald Dethlefsen trugen weiter zu einer Erweiterung des Weltbildes bei. Sein Buch „Krankheit als Weg" sei jedem Suchenden wärmstens empfohlen.

Um die Serie der Informationen abzurunden: Ich lernte Dr. Bruker und Dr. Schnitzer kennen, die mir entscheidende weitere Impulse zum Thema Ernährung gaben. Und der letzte, der uns später beim Thema Eiweiß be-gegnen wird, war Prof. Lothar Wendt aus Frankfurt.

Damit möchte ich die persönliche Historie erst einmal abschließen. Vie-les aus diesen Erfahrungen und Begegnungen ist aber in dieses Buch ein-geflossen.

Zivilisation und Gesundheit

Die Medizin hat in der letzten Zeit große Fortschritte gemacht. Im Kampf gegen die Krankheiten sind enorme Erfolge erzielt worden. Beleuchtet man die Erfolgsergebnisse einmal kritisch, so stellt sich heraus, dass fast nur die akuten Geschehnisse, die in früheren Jahrhunderten die Menschheit wie eine Geißel bedrohten, einigermaßen besiegt worden sind. Als eine Herausforderung für die Medizin tauchen aber wie aus dem Nichts manchmal neuartige Erkrankungen auf, wie zB. die Vogelgrippe oder jetzt gerade in der Zeit, in der ich an diesen Zeilen schreibe, der Corona-Virus.

Die Kosten der gesetzlichen und privaten Krankenversicherer steigen laufend. Die Inanspruchnahme der Ärzte nimmt zu. Der Medikamentenverbrauch klettert munter weiter und nimmt geradezu konsumartigen Charakter an. Wird die Medizin eines Tages unbezahlbar, wenn dieses Tempo anhält?

Die Hauptursache der steigenden Kosten liegt in einer dramatischen Zunahme der chronisch-degenerativen Erkrankungen. Herz- und Kreislaufschäden, Magen-Darm-Störungen, rheumatoide Erkrankungen, Gicht, Arthrose und Arthritis, Diabetes, zunehmende Anfälligkeit bei Erkältungen, Krebs, Karies und Parodontose - das sind die immer dichter stehenden Meilensteine unserer so hochgeschätzten Straße der Zivilisation.

Unser Körper ist ein Wunderwerk der Natur; es ist geradezu erstaunlich, dass alles so reibungslos funktioniert. Man muß regelrecht dankbar sein, dass es so ist, denn selbstverständlich ist es nicht.

Dennoch wird unser Körper oft schlechter und nachlässiger behandelt als das eigene Auto. Autofetischisten, die Wochenende für Wochenende ihren chromblitzenden Liebling bis zur letzten Vergaserschraube und in Zukunft vielleicht beim E-Auto die Batteriepole reinigen, opfern nur einen Bruchteil dieser Zeit für ihre Gesundheit, sei es durch Bewegung oder zur Kenntnisnahme einer hilfreichen Ernährung.

Wenn unser Körper richtig funktioniert, dann ist er ein Platz, in dem es sich zu leben lohnt. Dann sind wir gesund. Sind die Funktionen gestört und werden wir krank, so kann dieser Körper zur Bürde werden, in dem man sich wie in einem Gefängnis fühlt.

Deshalb müssen wir unserem Körper das geben, was er braucht.

Kein Körper kann jahrelang klaglos Fehlernährung und Bewegungsmangel ertragen. Jedes andere einfache mechanische Gerät hätte bei dieser schlechten Wartung schon längst den Geist aufgegeben.

Mit einer vernünftigen Therapie sollten wir nicht erst dann beginnen, wenn es zu spät ist und die ersten Symptome vorhanden sind. Schäden, die schon lange bestehen, lassen sich nicht mehr so ohne weiteres kompensieren. Auch nicht durch Biologische Medizin oder Homöopathie, zu der viele greifen, wenn die Schulmedizin nicht weiter helfen kann.

Vorbeugen heißt die Devise. Umdenken! Einsicht! Eigenverantwortung! Prävention! Prophylaxe!

Lieber Leser, sollten Sie, an dieser Stelle angekommen und glauben, dass ausschließlich Ihr Arzt oder Ihre Apotheke für Ihre Gesundheit zuständig seien, so klappen Sie dieses Buch vorsichtig zu. Möglichst ohne Eselsohren! Es war eine Fehlinvestition. Verschenken Sie es bei passender Gelegenheit an wen auch immer.

Die Entwicklung der Ernährung

In seiner jahrtausendelangen Entwicklung ist der Mensch eigentlich das geworden, was er heute ist, indem er in harmonischer Symbiose mit der Natur gelebt hat und sich natürlich ernährt hat. Die Lebenserwartung war allerdings, von einigen oder wenigen Ausnahmen abgesehen, nicht sehr hoch. Die Menschen früherer Zeiten empfanden das offenbar nicht als Makel, sondern nahmen es als Selbstverständlichkeit der Natur hin. Vielleicht verglichen sie es mit der Lebensspanne der meisten Tiere, und die war ebenfalls zeitmäßig nicht sehr lang. Mir ist jedoch nicht bekannt, wie viele Jahre manche Tiere der Frühzeit wie zB Mammuts gelebt haben.

Diese gesunde Ernährung hat ihm all die Bausteine geliefert, die er für seinen Kampf ums Dasein brauchte. Im Rahmen ihrer unerbittlichen Auslese schied die Natur Krankes, Sieches und nicht Überlebensfähiges aus. In einem Buch, dessen Titel mir entfallen ist, las ich die zwar pathetische, aber treffende Formulierung: Ein gesunder Mensch betrat die Morgendämmerung seiner Geschichte.

Was ist nun aus dieser einstmals so natürlichen Ernährung geworden?

Unser technisches Zeitalter hat es vermocht, unsere Nahrung chemisch zu verändern, zu färben, zu bleichen, zu hydrieren, zu denaturieren, zu konzentrieren, zu sterilisieren, zu konservieren, zu pasteurisieren etc. etc. Das Endprodukt einer solchen Bearbeitung hat nur noch wenig mit dem Ausgangsprodukt gemeinsam. Auch die Gen-Technik soll nicht unerwähnt bleiben.

Primitive Völker haben sich noch einen Geruchs- und Geschmacksinstinkt für eine gesunde natürliche Ernährung bewahrt. Das soll nicht heißen, dass der Rückfall in primitive Zustände oder die Rückkehr in eine frühere Zeit erstrebenswert sei. Er zeigt uns nur, wie weit wir uns von einem natürlichen Urzustand entfernt haben.

Unsere chronischen Erkrankungen sind bei diesen Urvölkern weitgehend unbekannt. Man muß allerdings hinzufügen, dass die relativ kurze Lebensdauer es oft nicht zum Entstehen chronischer Leiden kommen ließ. Erst die Kontakte mit der Zivilisation und die Übernahme der als überlegen angesehenen Esskultur der Weißen brachten ihnen auch die bis dahin unbekannten Probleme.

Die Naturvölker waren dafür anderen Gefahren wie Epidemien, wilden Tieren und Naturkatastrophen stärker ausgesetzt. Eine einfache Zeit war es ausgesprochen nicht.

Diese Gefahren konnten wir für uns stark reduzieren. Dafür brauen sich über unseren Köpfen andere Gewitterwolken zusammen. Ein großer Feind unserer Gesundheit sind die denaturierten und chemisch veränderten Lebensmittel. Allerdings nicht nur, die Lebensweise hat sich gegenüber früher stark verändert und hat ebenfalls eine erhebliche Auswirkung. Wobei man aber hinzufügen muß, dass eine gesunde Ernährung zu einer höheren Belastungsfähigkeit führen kann.

Die Feinde unserer Ururahnen lauerten hinter Büschen, Bäumen und Bergen. Das heutige Feindbild hat sich stark verändert. Unsere Widersacher sind nicht mehr verborgen. Sie laden freundlich auf den Lebensmittelregalen der Supermärkte und Warenhäuser zum Einkauf.

Die Folgen sind überall zu sehen: Früher schauten wir etwas indigniert auf die etwas korpulenten Menschen in den Vereinigten Staaten. Das brauchen wir nicht mehr. Auch in Deutschland werden die Menschen immer dicker, wobei bei manchen das Wort „dick" noch fast schmeichelhaft ist.

Die Ernährung in Deutschland
Die sogenannte Hausmannskost

Das geistige Beharrungsvermögen der meisten Leute ist größer als ihr körperliches. Im Klartext bedeutet dies, dass schlechte Angewohnheiten und Unsitten nur schwer auszumerzen sind, weil ihre Wurzeln in jedem Menschen außerordentlich tief verankert sind. Jeder Mensch ist in erster Linie das Produkt seiner Erziehung und seiner Umwelt.

Überträgt man diese Erkenntnisse auf unsere Küchen, so setzen viele der deutschen Hausfrauen ihren Müttern und Großmüttern tagtäglich Denkmäler. Nicht immer oder meistens nicht zum Vorteil aller Beteiligten. Denkmalspflege ist teuer und sollte von Zeit zu Zeit gründlich überdacht werden.

Das Frühstück ist die wichtigste Mahlzeit des Tages. Von ihm hängt entscheidend die körperliche und geistige Leistungsfähigkeit des Menschen ab.

Wie sieht nun in vielen Familien dieser Tagesabschnitt aus?

Nachdem die Zeit kaum zum Duschen oder ähnlichen Körperhygienemaßnahmen gereicht hat, wird das Frühstück, wenn man es überhaupt noch als solches bezeichnen kann, irgendwie zwischen Schulranzenpacken, Krawatteumbinden und Abschiedsgruß eingeschoben. Das Frühstück besteht dann oft nur aus einer Tasse Kaffee (als Muntermacher) und einem Stück Brot (wie in Südeuropa), einem Joghurt oder Orangensaft. Eine große Anzahl von Kindern, deren Eltern berufstätig sind, ist morgens auf sich allein gestellt. Das Frühstück kommt dann zu kurz. Dass dann die schulischen Leistungen mit den hohen Erwartungen der Eltern nicht übereinstimmen - wen wundert's! Gerade die geistige Leistungsfähigkeit ist eng mit einer ausgewogenen Ernährung verbunden. Kaffee, Tee und Cola sind nur Aufputschmittel mit schnell schwindender Wirksamkeit, die die eigentliche Ursache nicht beseitigen. Dieses Thema wird später noch behandelt werden.

Ein zu kurz gekommenes Frühstück bewirkt zwangsweise ein ausgeprägtes Hungergefühl zur Mittagszeit. Um nun einen entsprechenden Sättigungsgrad zu erreichen, sind die Portionen oft zu groß. Postwendend wird der Esser dann von dem Symptom überfallen, das zu den häufigsten unserer westlichen Welt gehört: der Müdigkeit und Energielosigkeit. War

15

schon die Leistungskurve des Vormittags nicht gerade überwältigend und nur durch Kunstgriffe wie einige Tassen Kaffee einigermaßen aufrecht zu erhalten, so fällt die Kurve nunmehr vollends nach unten. Hat man sich von seinem Leistungstief recht und schlecht erholt, nähert sich der Arbeitstag seinem Ende.

Die deutsche Hausmannskost, was immer man darunter verstehen mag, ist eine schwere Kost. Die Portionen sind zu groß. Wohlstandsspeck und Leibesumfang des Durchschnittsbürgers sind die besten Zeugen.

Mit Mehl gebundene Suppen, zu lange gegartes Fleisch, schwer verdauliche Soßen, wenig Salat - so könnte eine Standardmahlzeit aussehen. Die Gemüse entstammen meistens der Dose und beschränken sich auf Erbsen, Karotten und Schnittbohnen. Die Kartoffeldekoration erinnert an Schwerstarbeiterrationen. Lieblingsfleisch der Deutschen ist das Schweinefleisch in allen Variationen. Als Braten, Kotelett, Schnitzel, Eisbein, Schinken, Kasseler, Speck, Bauchfleisch oder Gehacktes kommt es auf den Tisch. Preiswerte Sonderangebote in den Supermärkten verstärken diesen Trend noch. Man muß sich oft fragen, wie man so billiges Fleisch produzieren kann.

Kalb-, Lamm- und Rindfleisch sind teurer. Die beliebten Rindersteaks belasten das Budget der deutschen Durchschnittsfamilie erheblich, keine Alltagskost also. Was zudem unsere deutschen Hausfrauen nicht wissen: Das beste deutsche Rindfleisch bleibt nicht bei uns, sondern wird zum großen Teil ins Ausland, vorzugsweise nach Frankreich, exportiert. Im Gegenzug importiert Deutschland viel Rindfleisch aus Südamerika, aus Argentinien und Brasilien. Das Problem unserer Fleischgier spiegelt sich in dem Abholzen und Abbrennen der Regenwälder wieder, denn die Rinder brauchen Weideland. Gäbe es keine Rinder, könnte man viel mehr Nahrunsgmittel für die ständig steigende Weltbevölkerung anbauen.

Leider sind inzwischen Kalb- und Rindfleisch ins Gerede gekommen.

Bei den Kälbern sind es Hormone und Antibiotika, die unters Futter gemischt werden, damit die Tiere möglichst schnell und ohne (sichtbare) Erkrankungen das schlachtfähige Alter erreichen.

Hinter vorgehaltener Hand munkelt man, dass besonders die in den USA häufig anzutreffenden extrem fetten Menschen ein Opfer der Billig-Kalbfleisch-Produkte sind. In der Zwischenzeit scheint sich in Deutschland eine ähnliche Entwicklung anzubahnen wie in den USA.

16

Die Menschen werden zunehmend dicker und damit auch krankheits-anfälliger. Ein weiteres Problem ist der Nachwuchs: Kinder von dicken Eltern scheinen in die gleiche Richtung zu tendieren.

In einem Artikel in der FAZ vom 11.1.2013 las ich: Dicke Mütter haben tatsächlich dicke Kinder. Kinder mit einem Geburtsgewicht von über 4000 Gramm haben im späteren Leben ein doppelt so hohes Risiko, über-gewichtig zu werden wie normalgewichtige Neugeborene.

Eine eigene Beobachtung: Vor kurzem stand ich an einer Ampel und eine Gruppe von Kindergartenkindern überquerte mit den Betreuerinnen die Straße. Zu meinem Erschrecken sah ich, dass viele Kinder Überge-wicht hatten und sich nur sehr schwerfällig bewegten. Sie hatten nichts mehr von der Leichtigkeit und Behendigkeit, mit der sich kleine Kinder normal bewegen. Ein Teufelskreis: Gewichtigkeit führt zu Bequemlich-keit, man bewegt sich nicht mehr so gern. So nimmt man weiter zu mit allen Folgen. Spott-Bezeichnung: Couch-Kartoffeln.

Zu den Antibiotika-Verseuchungen bemerkte einmal ein Kollege spöt-tisch: Wenn ich stark erkältet bin, gehe ich nicht mehr wegen eines An-tibiotikums in die Apotheke, sondern ich kaufe beim Metzger Kalb-fleisch. Das ist billiger und genauso wirksam.

Der Hick-Hack um Rinderwahnsinn und Rindfleischimporte hat die Kunden noch kritischer gemacht und die Metzger / Schlachter um ihre Umsätze fürchten lassen. Über die anderen Auswirkungen durch ein Zu-viel an tierischen Eiweiß soll in einem späteren Kapitel berichtet wer-den.

Als Konzession an die Naschlust Erwachsener und Kinder bilden Eis in allen Variationen, Pudding, Kompott und sonstige Süßspeisen den Ab-schluß der Mahlzeit.

In deutschen Küchen wird oft Russisch Roulette gespielt. Das Drama-tische an diesem Spiel ist die unvorhersehbare Spätwirkung. Der Schuß geht erst Jahre oder Jahrzehnte später los. Und dann ahnt niemand mehr den Zusammenhang. Auch die Ärzte nicht!

Zu Gast in deutschen Restaurants

Die übliche deutsche Restaurantkost ist von einer erschreckenden Monotonie. Viele germanische Gaststätten sind nichts weiter als aufgeputzte Imbißstuben. Die Speisekarten sind fast deckungsgleich. Dosenöffner-artisten haben vielfach das Regiment in der Küche übernommen. Ungarische Gulaschsuppe, serbische Bohnensuppe usw. eröffnen den Menü-Reigen. Weiter geht's mit Würstchen, Schnitzel, paniert und unpaniert, in hunderterlei Art, Hähnchen vom Grill, Leber mit Äpfeln und Zwiebelringen, umrahmt von fettigen Pommes frites und langweiligem Erbsen-Karotten-Gemüse, um nur einige Gerichte zu nennen. Ein bunter Salatteller zum Hauptgang ist, das muss man konzedieren, ist heute in vielen Restaurants zur Selbstverständlichkeit geworden.

Die früher etwas spartanische Kost in den Kantinen der Firmen und auch in den Krankenhäusern hat sich zum Glück auch gebessert. Jede Firma sollte doch daran interessiert sein, die Gesundheit ihrer Mitarbeiter zu pflegen, denn sie sind ihr wichtigstes Kapital. In den Hospitälern ist ebenfalls weitgehend ein Umdenken eingetreten, denn gesundes Personal und einsatzfähige Ärzte sind für die Klinik und vor allem für die Patienten außerordentlich wichtig.

Die Nachtischphantasie erschöpft sich ebenfalls schnell bei gemischtem Eis mit und ohne Sahne.

In der Überschrift heißt es „Deutsche Restaurants", man darf dabei aber eines nicht vergessen: Die Gastarbeiter aus Italien, Griechenland, Spanien und der Türkei haben, nachdem sie sich einigermaßen eingelebt hatten, ihre eigene Küche aus der Heimat importiert und ihre eigenen Restaurants oder einfach nur Pizzerien aufgemacht. Und siehe da, die Deutschen begannen sich bei Nudelgerichten anstelle von Kartoffeln und bei Wein aus der Toskana anstelle von Bier wohl zu fühlen. Inzwischen sind aus den einst einfachen Lokalen zum Teil Restaurants mit gehobener Küche und dementsprechend gehobenen Preisen geworden. Ein Faktor beflügelte zusätzlich die deutsche Liebe zu Gaststätten mit ausländischer Küche: Es war die Reiselust! Man wollte das, was einem in der Ferne so gut geschmeckt hat, auch hier essen und trinken. Ein wunderbares Lied aus dieser Zeit ist der „Griechische Wein" von Udo Jürgens.

Erst später kamen chinesische Restaurants, Thai-Küchen, indische

Gaststätten und vereinzelt japanische Kochkünstler hinzu.

Es ist ein offenes Geheimnis, dass die allgemeine Küche in Deutschland von Norden nach Südwesten besser wird und in Baden-Württemberg von der Breite her am besten ist. Die typisch bayrische Küche zeichnet sich in der Regel durch große Portionen und durch Schwere aus.

Schon immer gab und gibt es Ausnahmen: Küchenchefs, die voll Ehrgeiz und Erfindungsgeist nach neuen, anderen Wegen suchten. Besonders aus dem Mutterland der Gastronomie, unserem Nachbarn Frankreich, kamen die meisten Impulse. Die „Nouvelle Cuisine", die „Neue Küche", trat ihren Siegeszug auch durch Deutschland an. Immer mehr Köche verschrieben sich den Ideen eines Paul Bocuse oder der Gebrüder Troisgros.

Die langen Garzeiten wurden abgeschafft. Gemüse wurde knackig serviert, denn kurzes Kochen oder Blanchieren bedeutet weniger Verlust an Vitalstoffen. Beim Fleisch trat die Zubereitung à la minute in den Vordergrund, d.h. erst nach der Bestellung des Gastes trat der Koch in Aktion. Die Portionen wurden kleiner (leider auch teurer!), die Teller größer, das Essen aber insgesamt bekömmlicher.

Fette Mastenten wurden von fleischigen Flugenten verdrängt. Die in deutschen Massenzuchtanstalten hochgepäppelten Hähnchen, vom Volksmund treffend Gummiadler oder Hormongeier genannt, bekamen Konkurrenz: Hühnchen aus der Bresse. Auch in Deutschland werben immer mehr Metzgereien mit dem Fleisch freilaufender Tiere.

Ein kurzer Zahlenvergleich soll den Qualitätsunterschied verdeutlichen: Deutsche Masthähnchen haben eine Aufzuchtdauer von 6 - 7 Wochen, Bresse-Hühner tummeln sich 16 - 17 Wochen im Freien bis zum Schlachten. Bei der Tierhaltung wird es noch offensichtlicher: Masthühner leben eingesperrt, Tageslicht ist für sie unbekannt, 22 - 23 Tiere teilen sich manchmal einen Quadratmeter. Bresse-Hühner sind Herren über einen Quadratmeter pro Huhn. Die Nouvelle Cuisine hat zweifellos ihre Verdienste. Sie ist der Gesundheit dienlicher als die schwer befrachteten Platten nach Großmutters Art, wenn nicht allzu viel Sahne oder Crème fraiche verwendet wird.

Erfreulich ist inzwischen die Entwicklung in Deutschland: Der Restaurant-Führer Guide Michelin stuft immer mehr deutsche Stätten mit ein bis drei Sternen ein. So ist Deutschland nach Frankreich das Land mit den meisten Drei-Sterne-Restaurants.

Man muß aber eines zugeben: Nicht jedermann kann sich die teilweise horrenden Preise leisten. Jedoch kann man einige der Ideen ohne Probleme und preisgünstig in die eigene Küche übertragen, denn für kleine Geldbörsen ist der Besuch in solchen Gaststätten nicht allzu häufig möglich.

Aber es gibt auch Kritik: Einige Köche schossen weit über das Ziel hinaus. Originalitätssucht um jeden Preis eskalierte zu unsinnigsten Zusammenstellungen. Ein rechter roter und ein gelber linker Schuh passen nun einmal nicht zusammen. Extreme Auswüchse waren die Pürees; die knackigsten Gemüse wurden püriert, um so entartet als dekorative Beilage zu dienen. Der Chef eines bekannten deutschen Restaurants pürierte sogar Salate. Er erklärte mir, der Gast, vor hohen Salatbergen wahrscheinlich verzweifelnd, könne sie püriert spielend verkonsumieren. Sollen etwa die Zähne geschont werden? Sollen wir uns schon in früher Jugend an prothesengerechtes Kauen gewöhnen?

Bei dieser Art von Kost wird die Wichtigkeit der Speicheldurchmischung im Munde außer acht gelassen. Und der Speichel hat eine wichtige Bedeutung, wie wir später noch sehen werden.

Suchen Sie ein Restaurant auf, so seien Sie vorsichtig vor umfangreichen und mehrseitigen Speisekarten! Hier regiert wenig Frische. Hier ist die Dose und das Tiefgefrorene Trumpf. Warum sollten Sie Ihr gutes Geld für Produkte ausgeben, die Sie im nächsten Supermarkt für ein paar Euro als Fertigmischung, Tiefkühlkost oder Dosenware erhalten?

Seien Sie mißtrauisch, wenn kurze Zeit nach Ihrer Bestellung im Restaurant schon das Essen auf dem Tisch steht. Vorgekochtes ist für den Restaurantbesitzer von Vorteil, für den Gast mitnichten. Hat das Essen nämlich endlich nach langem Aufenthalt in Ofen und Aufwärmplatte den Gast erreicht, haben sich die Vitalstoffe erheblich reduziert.

Kommerzielle Eile und qualitative Ansprüche lassen sich nicht miteinander vereinbaren.

Eine Abfütterungsstätte ist besonders bei Jungendlichen sehr beliebt. Hackfleisch und Ketch-up oder Mayonnaise, der Hamburger zwischen zwei pappigen Brötchenhälften. Ein kulinarischer Alptraum! Döner- und Gyros-Stände vermehren sich ebenfalls ständig.

Man kann nur hoffen, dass diese Ess-Cash-and-Carry-Märkte mit ihren Plastik-Utensilien nicht in noch größerer Menge aus dem Boden schießen. Gut, für den kleinen Hunger und wenn man in Eile ist oder am Bahnhof bei einer Reise, oder mal zwischendurch, wenn es kein Dauerzustand, kann und muss man es akzeptieren. Man kann dann nur hoffen, dass nicht allzu viel Plastik-Geschirr zum Einsatz kommt, denn die Welt wird von Plastik regelrecht überschwämmt. Und so mancher wirft das Plastik-Geschirr nicht in den nahe gelegenen Abfallkorb, sondern wild in die Landschaft. Die Meere sind voll davon und so mancher Fisch, der bei Ihnen auf dem Teller landet, hat bereits so etliche Mini-Plastik-Partikel aufgenommen. Und Sie essen es mit und merken nichts davon.

Wenn man die Bilder von manchen Stränden sieht, die von Plastikmüll überhäuft sind, so muss man sich allen Ernstes fragen, ob der Mensch überhaupt gewillt ist, sich für die Zukunft eine einigermaßen erträgliche Umwelt zu schaffen oder ob er aus lauter Bequemlichkeit dem Motto huldigt: Nach mir die Sintflut.

Die Macht der Nahrungsmittelkonzerne

Unsere Ess- und Trinkgewohnheiten werden durch die Nahrungsmittelkonzerne stark manipuliert. Verlockende Farbreklameseiten und Werbespots im Fernsehen machen uns für neue Produkte aufgeschlossen. Kinder, die diese Reklameaussagen kritiklos übernehmen, sind besonders gefährdet. Heranwachsende orientieren sich oft an der Glamour-Welt fiktiver Freiheit und Sorgenlosigkeit, die ihnen vorgegaukelt wird. Beim Durchblättern der Illustrierten fallen die vielen Anzeigen für Zucker- und Schokoladenprodukte, häufig als Fitmacher für Zwischendurch angepriesen, besonders auf. Die Regale an den Gängen der Supermärkte sind mit nicht zu übersehender Pop-Verpackung ausstaffiert und am Schluß lauert an der Kasse noch einmal, selbstverständlich in Kinderaugenhöhe, das umfangreiche Sortiment der Süßigkeiten.

Immer häufiger werden wir in den letzten Jahren in Zeitschriften und im Fernsehen über die Unverträglichkeit und die Schädlichkeit vieler Nahrungsmittel hingewiesen.

Professor Cheraskin, ein bekannter amerikanischer Ernährungswissenschaftler, dem ich viele Erkenntnisse zu verdanken habe, berichtet über einen interessanten Versuch: Eine Corn-Flakes-Box und der Inhalt wurden jeweils aufgelöst und an je eine Ratte verfüttert. Die Ratte mit der Schachtel-Nahrung gedieh besser als die Ratte mit der Corn-Flakes-Nahrung!

Je auffälliger die Verpackung, desto verdächtiger der Inhalt.

Ihre Selektion beginnt beim Einkauf. Gehen Sie mit Verstand an die Dinge heran und lesen Sie die Inhaltsangaben. Sie werden erschüttert sein! Fast 80% aller Nahrungsmittel in unseren Supermärkten können Sie abhaken - als schädlich für Sie und Ihre Familie. So ist beispielsweise in 70 Prozent der fertigen Produkte im Supermarkt mehr oder weniger Zucker enthalten, worauf noch zu sprechen sein wird. Leider oft nicht deklariert!

Sie, die Käufer, haben eine ungeheure Macht. Waren, die nicht verkauft werden, Ladenhüter also, verschwinden aus den Regalen. Unsere Nahrungsmittelkonzerne sind flexibel. Sie können auf den Kunden eingehen. Wenn sie wollen. Und wenn Sie wollen!

Der Verbraucher wünscht es so, lautet oft die stereotype Antwort. Die grundlegende Frage ist: Was war zuerst da, die Henne oder das Ei, der Wunsch des Verbrauchers oder der Wunsch der Industrie? Hat nicht die Fernseh- und Zeitschriftenreklame den Konsumenten zum Kauf verleitet? Nach dem Motto: Steter Tropfen höhlt den Stein. Wenn eine Behauptung nur recht oft wiederholt wird, so ist jedermann von der Richtigkeit überzeugt und fragt nicht mehr nach dem Zustandekommen.

Per Zufall landeten wir an einem Abend bei einer Fernseh-Sendung über die Herstellung von Nahrungsmitteln in China. Diese Mittel werden hier nach Deutschland exportiert und von Supermärkten ohne Angabe der Herkunft oder als Hausmarke verkauft. Im von uns gesehenen Teil ging es in der Sendung um Mandarin-Orangen in Dosen. Sie werden erst geschält, geteilt, die Reste von Schalen werden dann mit einer Lauge entfernt, danach werden die Mandarinen noch einmal gründlich mit Wasser gespült und in Dosen abgefüllt. Zur Verbesserung des Geschmackserlebnisses werden sie dann noch mit Zuckerwasser versetzt. Ähnlich wurde mit Champignons verfahren (allerdings ohne Zucker). Wobei die Pilzkulturen vor der Verarbeitung noch mit Pestiziden zum besseren Wachstum behandelt wurden. Nach einer solchen Sendung vergeht einem der Appetit. Doch es wird so weiter gehen, denn bei einer ständigen wachsenden Weltbevölkerung gibt es wohl in manchen Teilen der Welt keine andere Lösung als die Augen zumachen und wegschauen.

Man kann aber in Deutschland eine positive Entwicklung erkennen. Es gibt inzwischen genügend Bio-Läden und Bio-Supermärkte. Ich danke an Alnatura, denn's, tegut etc. In den dm-Drogerien findet man viele Bio-Produkte. Auch die grossen Ketten wie Rewe und Edeka haben immer mehr Bio-Artikel, und in einem gewissen Umfang folgen auch Aldi und Lidl diesem Trend.

Obst und Gemüse: Quantität kommt vor Qualität

An Deutschlands Obst- und Gemüseständen wird nur mit dem Auge eingekauft. Was gut aussieht, muß auch gut schmecken! Lack, Glanz und Farbe sind Attribute, die heute von einem Produkt erwartet werden, soll es den Weg in deutsche Einkaufskörbe finden.

Die Zeitschrift „Stern" umschrieb diesen Trend einmal treffend mit: Außen hui - innen pfui!

Das Angebot selbst ist größer geworden. Kaum eine Frucht, und sei sie noch so exotisch, wird man vergeblich suchen. Vergleicht man aber das Angebot beispielsweise von Äpfeln mit dem früherer Jahre, so ist nur ein bescheidenes Überbleibsel vorhanden. Glänzende Granny Smith und fade schmeckende Golden Delicious - das ist die Standardauswahl. Die vielen Apfelsorten von f rüher haben vor den Augen der Käufer keine Gnade gefunden.

Vergebens sucht man meistens nach den schmackhaften fleischigen Tomaten aus dem Süden, die Urlaubserinnerungen wachrufen. Stattdessen findet man genormte rote Kugeln aus Holland. Die Züchter weisen jede Schuld weit von sich: Der Verbraucher trage die Verantwortung für den Trend zur Uniformität. Gleichmäßig große Früchte machen sich besser als Dekoration auf kalten Platten und Salaten.

Wie kommt es zu dem Geschmacksunterschied? Die starke Düngung der Tomaten mit Stickstoff erhöht den Wassergehalt der Früchte; die Geschmacksstoffe werden verdünnt. Die biologische Anbauweise ohne Kunstdünger hingegen erzeugt kleinere und unregelmäßige Früchte. Der niedrigere Wassergehalt läßt das Geschmackserlebnis aber intensiver werden.

Ähnlich ist es bei den Bananen. Die mit verschiedenen Aufklebern versehenen Früchte sehen aus, als seien sie in Formen gewachsen. Wer einmal auf Teneriffa war und dort die zwar kleinen, aber wohlschmeckenden kanarischen Bananen probiert hat, kennt den Unterschied.

Wir sollten uns angewöhnen, die popfarbenen glänzenden Gebilde auf dem Markt kritisch zu betrachten und einmal ihren weniger attraktiven, dafür aber aromatischeren Vettern eine Chance zu geben.

Zur Zeit sind gerade Avocados in sämtlichen Obstgeschäften und Supermärkten zu kaufen. Früher waren sie vereinzelt zu sehen, führten aber ein Aschenputteldasein, da sie lange Zeit bis zur Reifung brauchten. Inzwischen sind sie vorgereift. Die Avocados kommen aus Kolumbien, Mexico, Israel und Südafrika (dort wurden gerade die Anbauflächen dafür erweitert). Was der Verbraucher nicht bedenkt: Der Wasserverbrauch für die Pflanzen ist sehr hoch - und das gerade in Ländern die oft mit Wasserknappheit zu kämpfen haben!

Mit jeder Avocado, die man hier in Europa ist, vergrössert man die Wasserprobleme in den Anbauländern.

Die „ungiftigen" Gifte

Früher reiften Früchte und Gemüse auf einem natürlich gedüngten Boden natürlich heran. Die anwachsende Zahl der hungrigen Mäuler zwang den Menschen zu einer Ertragssteigerung. Der Kunstdünger war das Mittel der Wahl. Damit begann eine Veränderung der gesamten biologischen Landschaft. Die Böden wurden einseitig verändert; Monokulturen lösten den Fruchtwechsel ab. Die Schädlinge vermehrten sich, die Unkräuter sprossen. Der nächste Schritt war der Griff zur Chemie: Herbizide (Unkrautvernichter) und Insektizide (Insektenvernichter) wurden gespritzt. Über das Thema Glyphosat wurde ja im Fernsehen und in den Zeitschriften ausreichend diskutiert.

Die umfangreiche Verwendung der Gülle zum Düngen der Felder stellt ebenfalls ein Problem dar, vor allem auch für das Grundwasser. Die Mengen an Gülle stammen von den Tierzucht-Massenanstalten, besonders aus der Schweinezucht.

Die Umweltskandale der letzten Zeit beweisen es deutlich: Hier wird mit einer Fahrlässigkeit gearbeitet, die ihresgleichen sucht. Der Zufall bringt diese Vergehen oft ans Licht. Selbst wenn man bei uns versucht, einigermaßen biologische Produkte zu erzeugen oder das Vieh umweltfreundlich groß zu ziehen: Viele Produkte, die dazu benötigt werden, z.B. Futtermittel, kommen oft aus dem Ausland, wo man weniger kritisch mit diesen Dingen umgeht.

Aus Umwelt wird Unwelt.

Die Abbauprodukte der Insekten- und Pflanzengifte finden sich in der Milch, im Obst und Gemüse. Und ins Grundwasser können sie auch gelangen. Der Kreis schließt sich. Der Mensch ist letzten Endes derjenige, der diese Produkte wieder zu sich nimmt. Die steigenden Krebszahlen der letzten Zeit sind ein Alarmsignal zum Umdenken. Unser Körper wird mit diesen vielen Giften nicht mehr fertig.

Leider sind biologisch erzeugte Produkte immer etwas teurer als die Industrie-Produktion, aber wenn man den höheren Aufwand bedenkt, dann ist diese Preiskalkulation akzeptabel.

Mensch und Natur - eine Gemeinschaft

Der technische Fortschritt der letzten Zeit hat es nicht, oder noch nicht vermocht, den Menschen aus dem engen Käfig der Naturgesetze zu entlassen. Eine unsichtbare Nabelschnur verbindet uns noch immer mit der Schöpfung. Der Mensch glaubt, sich dieser Fesseln entledigen zu können. Sein Irrglaube hat schwere Folgen: verminderte Gesundheit, Krankheit, frühzeitiger Tod.

Unser technisches Zeitalter hat uns viel Positives gebracht. Vor lauter Stolz über die modernen Errungenschaften verschwenden wir jedoch wenig Gedanken darüber, welchen Schaden uns die fabrikatorisch veränderten natürlichen Lebensmittel gebracht haben und noch bringen werden. Wir wissen oft nicht, was in unserem Körper passiert. Unser Stoffwechsel hat sich nicht geändert.

Er arbeitet noch immer wie seit Jahrtausenden. Nahrungsmittel müssen also auf den Menschen abgestimmt sein, nicht umgekehrt.

Leben ist ein Prozeß voller Dynamik, der Energie erfordert und verbraucht. Das Auffüllen der Kraftquellen, der Batterien, der Vitalspeicher geschieht durch die Nahrung. Psychische Erlebnisse wie Freude, Erfolg und Verzweiflung verleihen uns ebenfalls Kraft. Voraussetzung ist aber der zu dieser Anstrengung fähige Körper.

Für die Erhaltung des menschlichen Organismus sind mehrere Basisstoffe notwendig, es ist eine Kunst, diese im richtigen Verhältnis zueinander bzw von der Menge her richtig oder weitgehend vernünftig auszutarieren.

Die Bestandteile unserer Nahrung

Man kann die wichtigsten Bestandteile in drei bzw vier Gruppierungen unterteilen:
1. Hauptstoffe
   a) Kohlenhydrate
   b) Eiweisse (Proteine)
   c) Fette
   d) Flüssigkeiten wie zB Wasser

2. Nebenstoffe
   a) Mineralien
   b) Spurenelemente
   c) Vitamine
3. Gewürze und Geschmacksstoffe
4. Ballaststoffe
5. Nahrungsergänzungsmittel
6. Schüssler-Salze als Zusatz zur Ernährung

Und vergesssen wir eines nicht, obwohl es fast zu selbstverständlich klingt:
   Luft und Licht

Die Verdauung beim Menschen verläuft in verschiedenen Abschnitten.

Die Verdauung der Kohlenhydrate beginnt im Mund. Ein Ferment im Speichel, eine Amylase, kann die einfachen Kohlenhydrate, so zB Zucker (Glucose) sehr schnell andauen. Bei den komplexen Kohlenhydraten kann die Verdauung beginnen. Wenn Sie beispielsweise Brot lange genug im Mund kauen, wird es süß.
Die Eiweiße werden im Magen in kleinere Partikel zerlegt.
Die weitere Verdauung der Kohlenhydrate und der Eiweiße in kleine Bestandteile (Glucose und Aminosäuren), die vom Körper resorbiert werden können, geschieht mit den Fermenten der Bauchspeicheldrüse im Dünndarm (Duodenum). Die Fette werden von der Pankreas zusammen mit der Gallenflüssigkeit gespalten.

Die Kohlenhydrate

Die Gruppe der Kohlenhydrate, stellt den wichtigsten Energielieferanten für unseren Körper dar. Die Kohlenhydrate sind der Brennstoff des Lebens. Enthalten sind sie in Gemüsen, Früchten und in Form von Stärke in den Getreiden, Reis, Hirse und in der Kartoffel. Als sogenannte raffinierte oder isolierte Kohlenhydrate in sämtlichen normalen Süßigkeiten und in allen veränderten und bearbeiteten komplexen Kohlenhydraten.

Kohlenhydrate sind sämtliche Zucker, von den Monosacchariden (aus einem Molekül bestehend wie Traubenzucker / Glucose und / oder Fruchtzucker / Fructose) über die Disaccharide (zwei Moleküle, z.B. normaler Zucker oder Rohrzucker) bis zu den Polysacchariden (größere Molekülanzahl, z.B. Stärke).

Das Wort Saccharid entstammt dem griechischen Wort Sakcharon für Zucker (σάκχαρον)

Der Begriff Kohlenhydrate scheint einige Verwirrung zu stiften. Man glaubte früher dass es sich um Hydrate des Kohlenstoffs (Chemisches Zeichen C) handle, weshalb Carl Schmidt 1844 den Begriff Kohlehydrate prägte, der bis heute als Kohlenhydrate in abgewandelter Form verwendet wird.

Wir müssen unterscheiden zwischen den natürlichen Kohlenhydraten und den isolierten Kohlenhydraten. Die natürlichen Kohlenhydrate sind nämlich mehr als reine Energielieferanten; sie versorgen uns zugleich mit Mineralien, Vitaminen und sonstigen Vitalstoffen. Isolierte Kohlenhydrate sind die aus den natürlichen Kohlenhydraten durch physikalische und chemische Prozesse gewonnenen Endprodukte, die nunmehr in ihrer Reinform dargestellt sind und die ursprünglichen Begleitstoffe nicht mehr enthalten. Beispiel dafür sind der Rohr- oder Rübenzucker, der aus dem Zuckerrohr bzw. der Zuckerrübe gewonnen wird; weiterhin die Auszugsmehle, die aus dem Getreidekorn entstanden sind, wobei nur die Stärke, das Innere ausgemahlen wird und die hochwertigen Randschichten und der Keim entfernt werden.

Beginnend im Mund und weiter im Dünndarm werden sämtliche komplizierten Kohlenhydrate zu Traubenzucker zerlegt, in die Blutbahn überführt und dem Körper zur Energieverwertung oder als Reservoir zur Verfügung gestellt.

Warum kann man also dem Körper nicht einfach und bequem Traubenzucker zuführen und ihm die Arbeit der Aufspaltung abnehmen? Eine ganz vernünftige Frage, so scheint es. Der Gedankenfehler liegt darin, dass Traubenzucker in reiner isolierter Form in der Natur so gut wie nicht vorkommt. Zucker bis hin zu den Stärken ist in der Natur immer mit Vitaminen, Mineralien und mit anderen vielleicht heute noch nicht bekannten Stoffen vergesellschaftet. Der Organismus benötigt diese Begleitstoffe zum Einschleusen dieser wichtigen Energieträger in ihren Abbauzyklus.

Im Zuge der Entwicklung der letzten Jahre ist die Kost des Menschen immer einseitiger geworden und der Kohlenhydratverbrauch nahm drastisch zu. Noch besorgniserregender ist die Zunahme der raffinierten, ihrer gesamten Vitalstoffe beraubten Kohlenhydrate. Dazu zählen alle künstlichen Zuckerprodukte wie Süßigkeiten usw. und die aus den Auszugsmehlen hergestellten Nahrungsmittel.

Das in den Kohlenhydraten enthaltene Kohlenstoff ist wichtig für die Strukturierung sämtlicher Weichteile und Knochen, auf jeden Fall hier bei irdischen Lebewesen. Ob es im Universum andere Lebensformen mit anderen Mineralien gibt, wissen wir nicht.

Die Eiweiße

Eiweiß ist für den Menschen als Lieferant der Aminosäuren wichtig. Sie werden zum Wachstum und für die Erhaltung sämtlicher Körpergewebe benötigt. Hochwertige Eiweiße enthalten die sogenannten essentiellen Aminosäuren. Fehlt nur eine der essentiellen Aminosäuren, ist das Eiweiß bereits minderwertig.

Leider enthält kein einziges Lebensmittel alle vom Körper benötigten Aminosäuren im richtigen Verhältnis zueinander. Durch eine Kombination verschiedener Eiweiße, z.B. Getreide und Hülsenfrüchte, geht man einer zu einseitigen Ernährung aus dem Weg.

Wie wichtig die Aufnahme von Eiweiß ist, ergibt sich aus der Tatsache, dass fast alle Bestandteile des Organismus Eiweiß enthalten.

Bei der ersten Fassung dieses Buches war mir über das Thema Eiweiß nur relativ wenig bekannt. Das änderte sich, als ich mit dem Internisten Prof. Lothar Wendt in Frankfurt in Kontakt kam. Er hatte intensiv über die Eiweiße und ihre Bedeutung sowie vor allem über die Eiweißmast geforscht. Da dies gerade für die heutige Zeit mit ihren allzeit verfügbaren und vor allem preiswerten Eiweißprodukten meistens in Form von Schweinefleischprodukten von immenser Bedeutung ist, ist dem Thema Eiweißmast (oder etwas medizinischer ausgedrückt: Eiweißspeicherkrankheiten) ein eigenes Kapitel im Anschluß an die Grundnährstoffe gewidmet.

Die Fette

Fett ist für jedermann ein Begriff. Wer jedoch glaubt, Fett vollständig aus seiner Nahrung eliminieren zu können, der irrt. Sehr sogar. Fette sind nämlich lebenswichtig. Sie liefern uns die wertvollen ungesättigten Fettsäuren und sind die Träger der fettlöslichen Vitamine (A, D, E, F). Gesättigte Fettsäuren sind für den Organismus nicht so wichtig, da durch die chemische Struktur eine gewisse Reaktionsträgheit vorliegt. Ungesättigte Fettsäuren sind reaktionsfreudiger und gehen mit Eiweißen weitere Verbindungen ein; sie heißen je nach der Anzahl der noch für chemische Reaktionen freien Anteile einfach, zweifach oder mehrfach ungesättigt.

Man unterscheidet tierisches und pflanzliches Fett. Speck, Schinken, Sahne und Butter sind tierisches Fett.

Zu den pflanzlichen Fetten gehören sämtliche Pflanzenöle wie Distelöl, Leinöl, Sonnenblumenöl, Rapsöl, Nußöl und Olivenöl. Aus gesundheitlichen Gründen sollten die Pflanzenöle keinem chemischen Prozeß unterzogen werden, sondern naturbelassen, bzw. kaltgepreßt sein. Nur so behalten sie ihre wertvollen Bestandteile. Diese geschmacklich sehr fein nuancierten Öle finden Sie vor allem in Reformhäusern und heute auch in den Bio-Supermärkten. Das Distelöl ist besonders reich an ungesättigten Fettsäuren. Eine ausschließliche Verwendung nur eines Öls könnte zu einer der gesunden Kost abträglichen Monotonie führen; daher ist eine Verwendung der anderen Öle bei der Zubereitung der Speisen ratsam.

Ebenso wichtig erscheint mir das Olivenöl. Es ist ein wichtiger Bestandteil der sog. Mittelmeerkost, der man positive Eigenschaften für Herz und Kreislauf nachsagt.

Einige Fette sind gesundheitsschädlich. Es sind die einem chemischen Prozeß unterworfenen und veränderten natürlichen Fette; sie sollen das Auge des Verbrauchers besser ansprechen und bessere Streichfähigkeit

30

vorweisen. Diese veränderten, zum Teil gehärteten und hydrierten Fette sind vom Organismus nicht so leicht zu verdauen. Sie haben nur einen Vorteil: Beim Herausnehmen aus dem Kühlschrank sind sie gleich verbrauchsfertig und streichfähig.

Mineralien und Spurenelemente

Die Mineralsalze und Spurenelemente sind anorganische Bestandteile der Nahrung, die vielfältige Wachstums- und Stoffwechselfunktionen steuern und unterstützen. Die täglich notwendigen Mengen der Mineralstoffe bewegen sich in der Höhe von wenigen Gramm bzw. Zehntelgramm; der Tagesbedarf der Spurenelemente liegt in noch niedrigeren Größenordnungen, nämlich zwischen einem Millionstel und einem Tausendstel Gramm.

Der Mensch verliert ständig Salze durch die Flüssigkeitsausscheidungen in Urin, Stuhl und Schweiß. Die ausgeschiedenen Wassermengen sowie die darin enthaltenen Salze müssen täglich neu zugeführt werden. Alle Körperflüssigkeiten sind kein reines Wasser, sondern Salzlösungen. Die wichtigsten sind die Natrium-, Calcium-, Kalium- und Magnesiumsalze. Natrium und Kalium sind in ionisierter Form, d.h. als elektrisch geladene Partikel, maßgeblich an der Erregungsleitung in Nerv und Muskel beteiligt. Auf die Schädlichkeit übergroßer Natriummengen (Kochsalz) wird später noch eingegangen.

Calcium und Phosphor sind entscheidend für die Gesundheit von Zähnen und Knochen. Unser Körper enthält etwa 3 Pfund Calcium und 2 Pfund Phosphor. Darüber hinaus besitzt Calcium einen beruhigenden Effekt auf die Zellen, Muskeln, Nerven und Gehirn. Fast alle Gemüse enthalten Calcium. Da Vitamine und Hormone in den Stoffwechsel des Calciums eingreifen, kann es trotz Überangebot von Calcium bei bestehendem Vitamindefizit zu Mangelerscheinungen kommen. Wieder ein Beweis dafür, wie ausgeklügelt und fein abgestimmt das menschliche Räderwerk läuft.

Calcium und Phosphor sind im menschlichen Organismus als Calciumphosphat verbunden. Phosphor in seiner Reinform ist stark giftig. In seiner Verbindung mit Calcium ist es ein entscheidender Baustein sämtlicher Körperhartsubstanzen. Knochen ohne Calciumphosphat wären weich, biegsam und nicht belastbar. Der Zahnschmelz, der härteste Körperbaustoff, enthält als Grundgerüst ebenfalls Calciumphosphat. In diesem Zusammenhang auch ein Hinweis auf die Schüssler-Salze, die in einem späteren Kapitel kurz betrachtet werden sollen.

Schwefel ist in wesentlich geringerer Konzentration vorhanden, und zwar in den Gehirnzellen, Haaren, Finger- und Zehennägeln. Über die genaue Funktion gibt es noch viele Unklarheiten, wahrscheinlich wirkt Schwefel mit Wasserstoff gemeinsam bei der Übertragung des Sauerstoffs von den roten Blutkörperchen an die Gefäßwand mit. Hauptlieferanten für Schwefel sind Hafer, Eier, Bohnen, Linsen, Lauch, Kresse, Schnittlauch, Zwiebel und Knoblauch.

Mangan, Kupfer, Eisen, Kobalt, Jod und Fluor sind weitere Spurenelemente.

Mangan spielt eine wichtige Rolle im Kohlenhydratstoffwechsel und in der sexuellen Entwicklung.

Eisen und Kobalt sind die entscheidenden Bausteine bei der Bildung des Blutfarbstoffs und der roten Blutkörperchen.

Fluor - ein Kapitel für sich

Fluoride härten den Zahnschmelz und wird daher in einigen Gegenden dem Trinkwasser zugesetzt.

Diese sog. Trinkwasserfluoridierung, kurz TWF genannt, ist eine der umstrittensten und unverantwortlichsten Ideen unseres sogenannten Zivilisationszeitalters. Hier handelt es sich um durch nichts zu rechtfertigende Experimente am Menschen. Der Zusammenhang zwischen Fluor im Trinkwasser und Reduzierung der Karies ist zwar bewiesen. Zum Glück sind aber viele Gemeinden und Städte von dieser fragwürdigen Zwangsmedikation wieder abgerückt.

In der Rubrik „Natur und Wissenschaft" der FAZ vom 28.8.2019 stand ein interessanter Artikel zum Thema TWF: Titel: Mindert Fluorid den IQ von Kindern? Frage: Sind Kleinkinder weniger intelligent, wenn ihre Mütter während der Schwangerschaft viel Fluorid über das Trinkwasser zu sich genommen haben? Christine Till und Kollegen von der York Universität in Toronto haben Hinweise gefunden, dass dies bei Jungen der Fall sein könnte. Für Mädchen fällt die Antwort weniger eindeutig aus. Gemessen wurde an Kindern von 3 - 4 Jahren. Bei Jungen führte es zu einem um 4,5 Punkte niedrigerem IQ als bei Vergleichsgruppen. Es gibt noch Zweifel an den Versuchsanordnungen, aber immerhin ist es eine Beobachtung, die zum Nachdenken anregt

Man muss wissen, in Teilen Kanadas, Australiens und der Vereinigten Staaten sowie in vielen anderen Ländern wird das Trinkwasser fluoridiert, um die Zähne vor Karies zu schützen.

Unbekannt sind aber die Langzeitauswirkungen des Fluors auf den Restorganismus.

Fluor gehört ebenso wie Chlor zu der chemisch sehr reaktiven Gruppe der Halogene (Salzbildner) und ist als reines Element ein starkes Gift. Wenn bei der TWF keine akuten Erkrankungen beobachtet werden, so besagt das nicht, dass später keine chronischen Veränderungen auftreten. Es besteht die Gefahr, dass diese chronischen Folgen aus Unwissen einfach den allgemeinen sonstigen degenerativen Erkrankungen zugeschlagen werden, da ein Zusammenhang schwer nachweisbar ist.

Für alle, die sich näher mit diesem Problem befassen möchten, seien die Bücher von Yiamouyiannis („Früher alt durch Fluoride") und von Bruker („Vorsicht Fluor – Das Kariesproblem") empfohlen. Nach Yiamouyiannis führt Fluor und seine Salze zu vorzeitigem Altern der Haut, der Arterien und anderer Gewebe und schädigt die Erbmasse.

Die angestrebte Fluorionen - Konzentration beträgt 1 mg%, d.h. ein Tausendstel Gramm pro Liter. Man setzt dabei eine tägliche Trinkmenge von einem Liter voraus. Geht man diesen Gedankengang einmal weiter, so offenbart sich eine fatale „Logik".

Wasser wird nicht nur zum Trinken genommen, sondern auch zum Gießen der Pflanzen, zum Abwaschen von Obst und Gemüse, zur Herstellung von Bier und Limonade und als Getränk für die Haustiere. Wie man sieht, besteht die Gefahr einer weit über das angestrebte Maß hinausgehenden Konzentration in unserer Nahrung.

Ein Schwerarbeiter in einem Stahlwerk, der ohnehin unter ungünstigen Umweltbedingungen arbeitet, benötigt mehr Flüssigkeit als ein normaler Mensch. Für ihn würde eine TWF eine erhebliche Gefährdung seiner Gesundheit bedeuten.

Eine Seuche, wie in diesem Fall die Karies, berechtigt nicht zu einer Therapie, die den Gesamtmenschen vernachlässigt. Auch Experten (Leute, die von immer weniger immer mehr wissen) können irren. Revisionen von Fehlern sollten nicht erst nach Erkrankungen ganzer Generationen erfolgen. Wachsamkeit des Bürgers ist in diesen Dingen am Platz. Unsere Gesundheit ist keine Spielwiese für mit Scheuklappen behaftete Forscher, Interessenvertreter und Planungsbürokraten.

Die Verwendung von Fluorid in der zahnärztlichen Praxis ist ebenfalls kritisch zu betrachten, denn bei einer lokalen Applikation an den Zähnen ist nicht geklärt, ob gegebenenfalls durch das Herunterschlucken des nunmehr teilweise im Speichel gelösten Fluorverbindungen Schäden eintreten können.

Fluorzahnpasten, und steht auch zehnmal der Vermerk „klinisch getestet" drauf, sind nicht der Ausweg aus dem Dilemma. Und schon gar nicht Fluortabletten, die als kollektive Therapie, teilweise unter leichtem Zwang, in Kindergärten und Schulen verteilt werden.

Eine Kenntnis der Ursachen und eine darauf basierende Therapie sind der einzige Ausweg aus dieser Sackgasse.

Karies ist nicht das Symptom eines Fluormangels, sondern das erste Alarmzeichen einer fehlgeleiteten Ernährung und einer schlechten Mundhygiene.

Die Vitamine

Neben den Hauptbestandteilen der Ernährung, den Eiweißen, Fetten und Kohlenhydraten treten die Vitamine, Mineralsalze und Spurenelemente rein quantitativ in den Hintergrund, sind aber von großer Bedeutung.

In einem früheren Schulaufsatz stand ein herrlicher Satz: Vitamine sind kleine gesunde Tiere, die auf den Salatblättern herumkrabbeln. In dieser Auffassung spiegelt sich die Meinung vieler Bundesbürger wieder, die Vitamine einfach zum Vitamin C verallgemeinern. Iss mehr Salat, und du bleibst gesund. Jeder kennt diesen Satz. Dabei decken Obst und Gemüse keineswegs allein den menschlichen Vitaminbedarf, sondern in der Hauptsache nur einen Teil des täglich benötigten Vitamin C. Neben diesem existieren noch einige andere lebenswichtige Vitamine (im Wort Vitamin ist der Stamm vita = lateinisch Leben enthalten, womit die Lebenswichtigkeit angedeutet wird).

Man unterscheidet von der Chemie her zwischen wasserlöslichen und fettlöslichen Vitaminen. Bei den fettlöslichen Vitaminen ist bei der Aufnahme zu beachten, dass immer etwas Fett (als Öl z.B.) dabei ist, da sonst keine Resorption stattfindet.

Vitamin C

Das Vitamin C ist das am längsten bekannte Vitamin. Seeleute auf großer Fahrt, besonders nach der Entdeckung der Neuen Welt, litten unter
Skorbut. Niemand kannte die Ursache. Auf einer Reise nach Neufund-
land erkrankten von 103 Seeleuten 100 an Skorbut, und zwar so stark,
dass sie dem Tode nahe waren. Indianer vom Stamm der Irokesen halfen
ihnen mit einem Trank aus Blättern und Rinde der Pinie. Ein ähnliches
Erlebnis hatte Captain Cook in Australien, dort halfen ihm Aborigines
mit einem Getrank aus den Blättern des Teebaums.

Der englische Admiral Sir Richard Hawkins zählte auf seinen Fahrten
ungefähr 10.000 Skorbut - Tote. Er kam zu der Erkenntnis, dass Orangen
und Zitronen heilsam seien. In jener Zeit, in der man eher an Wunder
und Alchemie glaubte, verhallte seine zu einfache Lösung ungehört. Andere Wissenschaftler, die zu gleichen Erkenntnissen kamen, wurden aus-
gelacht. Ein berühmter englischer Seefahrer, Captain Cook, befolgte den
Rat und belud seine Schiffe mit frischen Früchten. Ab 1794 wurde bei
langen Fahrten die tägliche Fruchtsaftration eingeführt.

Vitamin C ist ein wasserlösliches Vitamin und kommt hauptsächlich
in Früchten, Salaten, Tomaten, Leber und frischem Fleisch vor. Viele
Tiere synthetisieren Vitamin C aus Traubenzucker mit Hilfe von Enzy-
men. Der Mensch hat diese Fähigkeit verloren. Er ist vom Vitamin C abhängig. Daher auch die Bezeichnung essentielles Vitamin. Das Vitamin
C ist notwendig für die Gesundheit sämtlicher Gewebe, erhöht die Widerstandskraft gegen Infektionen, beschleunigt die Wundheilung und be-
lebt die geistige Frische.

Die meisten Deutschen glauben nur an die Wirkung von Zitrusfrüchten.
Eine wichtige Vitamin C-Quelle sind die Früchte der Acerola-Kirsche,
die es seit langem auch in Deutschland in Form von Tabletten gibt. Die
Kirsche hat einen wesentlich höheren Vitamin - Gehalt als zB Zitronen.

Die chemische Bezeichnung ist Ascorbinsäure, die man synthetisch aus
Zucker herstellen kann. Als Vitamin C ist sie aber nur bedingt tauglich,
weil ihr die in den Früchten etc enthaltenen Begleitstoffe fehlen, die offenbar für die bessere Verwertung des Vitamins sorgen.

Vitamin B

Beim Vitamin B spricht man von einem Vitamin-B-Komplex, der aus einigen bislang bekannten Untergruppen besteht. Wir finden den Komplex in der Schale von Naturreis (auch brauner Reis genannt), nicht im weißen polierten Reis, der seiner Hülle beraubt ist. Ferner im äußeren Teil des Korns von Weizen, Roggen, Hafer, Gerste und anderen Getreiden, in Bohnen, im Eigelb und in Blattgemüsen. Tragischerweise geht durch die Bearbeitung der Getreide ein Großteil des lebenswichtigen Vitaminkomplexes verloren.

Vitamin B 1 (Thiamin oder Aneurin) ist ein entscheidender Faktor für die Verarbeitung der Zucker im Organismus. Es sorgt für eine gute Verdauung und für ein gesundes Nervensystem. Mangelerscheinungen sind: Zerstreutheit, ungenügende Konzentration, Appetitlosigkeit, Muskelschwäche und psychische Depressionen.

Vitamin B 2 (Lactoflavin oder Riboflavin) beeinflußt das Wachstum durch eine gute Nahrungsverwertung im Dünndarm. Gesunde Haut, Schleimhaut und Haare sind teilweise vom Vitamin B 2 abhängig. Mangel führt zu trockener Haut und Reizungen der Schleimhäute.

Vitamin B 3 (Niacin, Nikotinsäureamid) beeinflußt das psychische Verhalten.

Vitamin B 6 (Pyridoxin) ist mit dem Eiweiß- und Fettstoffwechsel eng verbunden und hat Einfluß auf gesunde Nerven, Haut und Muskeln.

Aus dem Gesamtkomplex seien noch erwähnt: Biotin, Inosit, Folsäure, Pantothensäure, Cholin und das Vitamin B 12, das für die Blutbildung unerläßlich ist (Mangel führt zur perniziösen Anamie, bei der die Bildung der roten Blutkörperchen gestört ist).

Gerüchte aus der Sowjet - Union sprechen von einem neu entdeckten Vitamin B 15; ein Beweis für unser noch unvollständiges Wissen auf diesem Gebiet. Es soll die Sauerstoff-Verwertung verbessern.

Vitamin A

Vitamin A ist in Butter, Gelbei, Möhren, Tomaten, Paprika und in der Leber enthalten. Das bekannteste Mangelsymptom ist die Nachtblindheit; bei fehlendem Vitamin A wird nicht genügend Sehpurpur gebildet.

Diese Nachtblindheit ist nur ein erstes, im wahrsten Sinne des Wortes augenfälliges Warnsymptom. Ein länger dauerndes Defizit führt zu Schäden der Schleimhäute der Atemwege, des Verdauungsapparates und der Geschlechtsorgane. Möglicherweise spielt Vitamin A-Mangel auch für die Anfälligkeit gegenüber Erkältungen eine Rolle.

Vitamin D

Vitamin D und sein Zusammenhang mit Rachitis sind jedermann geläufig. Der Bedarf an Vitamin D ist nicht so hoch, da der Körper sein eigenes Vitamin D synthetisieren kann. Die im Sonnenlicht enthaltenen ultravioletten Strahlen wandeln einen in der Haut enthaltenen Stoff (Ergosterin) in Vitamin D um. Die Wintermonate und die heute über unseren Städten liegende Dunstglocke verhindern oft eine ausreichende Vitamin-D-Bildung; die Schäden spiegeln sich in einem gestörten Calcium- und Phosphor-Haushalt wieder. Besonders Kinder vom dritten bis zwölften Lebensmonat sind davon betroffen. Auch Menschen, die in Nachtschichten arbeiten oder Bergarbeiter, also mit wenig Sonnenlichtexposition sind davon betroffen. Auch Stubenhocker!

Die Folgen sind: Calcium kann nicht in das Knochengerüst eingelagert werden und die notwendige Mineralisation bleibt aus. Man beobachtet Verbiegungen der Wirbelsäule und der Extremitäten. Im Bereich des Gesichtes entwickelt sich ein zu enger Oberkiefer und ein offener Biß, der für die weitere Gebißentwicklung und die Erhaltung der Zähne von Nachteil ist. An den Zähnen selbst sieht man Verformungen und Verfärbungen.

Vitamin D findet man in Fisch, Eigelb, Butter, Milch und Geflügelleber. Eine ausgewogene Ernährung und das Aufhalten in frischer Luft führen heute kaum noch zu Vitamin D-Mangel.

Vitamin E

In früheren Versuchen wurden Ratten ausschließlich mit Auszugsmehlen und daraus hergestellten Produkten gefüttert. Das Ergebnis war verblüffend: Die Fähigkeit zur Fortpflanzung erlosch. Die Ratten wurden steril. Bei der Verfütterung von Vollkorn und Vollkornprodukten traten diese Erscheinungen nicht auf. Man gab diesem sogenannten Antisterilitätsfaktor den Namen Vitamin E. Vieles ist über Vitamin E noch unerforscht. Nach bisherigen Erkenntnissen ist es wichtig für die gesunde sexuelle Entwicklung, für Nerven und Muskeln und wahrscheinlich auch für die Vermeidung von Herz- und Kreislauf-Erkrankungen.

Das Hauptvorkommen ist im Vollgetreide und im ungeschälten Reis, in kleineren Mengen im Ei, in kaltgepreßten Ölen und frischen Gemüsen.

Bedenkt man einmal, wie viele Menschen sich hauptsächlich von Weißbrot, Kuchen, Brötchen und Toast ernähren, so ist mit Sicherheit nicht einmal ihr Minimalbedarf gedeckt. Heutzutage setzt man Kombinationen aus Vitamin A, C und E ein, um die Schwermetallintoxikationen und Belastungen durch Umweltgifte besser behandeln zu können: Im zahnärztlichen Bereich zählt dazu besonders die Amalgam-Entsorgung (Sondermüll) aus dem Körper. Aber auch die falsch verstandene Sparpolitik, indem man Billig-Goldlegierungen (mit hohen Palladium-, Gallium- und Indium-Anteilen) oder Edelstahl zu Kronen und Brücken verarbeitet, schreit regelrecht nach einer Ausleitung und Entgiftung.

Neben diesen großen Vitamingruppen gibt es noch einige lebenswichtige Stoffe, deren Zuordnung noch nicht ganz geklärt ist.

Weitere Vitamine in Kurzform:

Das Vitamin K ist einer der Faktoren einer normalen Blutgerinnung.

Mangelerscheinungen sind selten, da das Vitamin K im Dickdarm von der Darmflora gebildet wird.

Eine längere Antibiotika-Therapie schädigt die Darmbakterien und bringt diese Vitaminquelle zum Versiegen.

Vitamin F ist mit den essentiellen Fettsäuren identisch.

Vitamin P ist mit dem Vitamin C in Zitrusfrüchten vergesellschaftet, und zwar in den Fasern der Früchte, nicht im Saft.

Viele Menschen sind der Ansicht, dass Obst- und Gemüsesäfte wegen der Vitamine eine ähnliche Wirkung haben wie die ganzen, ungepressten Nahrungsmittel. Das stimmt nur zum Teil. Wichtige Bestandteile verbleiben in dem Rest, der allgemein weggeworfen wird. Teile eines organisch gewachsenen Nahrungsmittels stellen immer einen Kompromiß dar. Es ist also besser, die Frucht oder das Gemüse als Ganzes zu essen, als nur die Säfte. Weiteres dazu im nächsten Kapitel.

Avitaminosen und Hypovitaminosen

Die typischen Vitaminmangelerscheinungen, die sogenannten Avitaminosen, gehören der Vergangenheit an. Nur in Ausnahmefällen kommt es durch langandauernde einseitige Ernährung zu derartigen Krankheiten. Von größerer Bedeutung sind die Hypovitaminosen, d.h. relative Mangelzustände, die aber noch nicht zu den klassischen Krankheitsbildern führen. Die Diagnostik dieser uncharakteristischen Grauzone ist außerordentlich

Nahrungsergänzungsmittel

Der Markt ist überfüllt mit Angeboten, die alles Mögliche versprechen. Je marktschreierischer und aufdringlicher die Angebote sind, desto vorsichtiger sollte man sein.

Die Werbung versucht den Menschen einzuflüstern, dass er dieses eine Mittel unbedingt braucht, Sonst würde er in Gefahr laufen, diese oder jene Krankheit nachgerade anzuziehen. Manche Patienten brachten mir früher oft ihre nicht gerade billigen Nahrungsergänzungsmittel zum Teil in Grosspackungen zur Überprüfung mit in die Praxis. Bei der Testung auf Notwendigkeit und vor allem Verträglichkeit konnten wir einige Mittel auf die Seite stellen. Sie waren nicht notwendig.

Die Schüssler-Salze

Diese sind keine Nahrungsergänzungsmittel, sondern Homöopathika. Sie gehen zurück auf den Arzt Dr. Schüssler, der im 19. Jahrhundert diese Präparate mit seinen damaligen einfachen Mittel entwickelt hat. Aber sie haben eine positive Wirkung auf die Mineralresorption. Mehr dazu in einem späteren Kapitel.

Gewürze und Geschmacksstoffe

Ein weiterer Bestandteil unserer Nahrung soll noch kurz gestreift werden: Die Gewürze und Geschmacksstoffe. Sie sind gewissermaßen das Tüpfelchen auf dem „i" in unserer Nahrung.

Diät ist in der Vorstellung der meisten Deutschen gleichbedeutend mit Langeweile, wenig Geschmack und geringer Vielfalt. Eine gesunde Kost hat mit diesen negativen Aspekten nichts gemein. Gewürze sollen in ihr enthalten sein; erst die Reichhaltigkeit der Geschmacksstoffe und ihre Kombinationen geben einer gesunden Kost ihren Reiz.

Gesunde Kost soll auch gut schmecken!

Diesen letzten Satz scheinen eine große Menge von Menschen, besonders bei Nahrungsmittelkonzernen und in Restaurants gründlich falsch zu verstehen. Sie sehen nur den zweiten Teil des Satzes und versuchen mit allen möglichen Mitteln ein intensives Geschmackserlebnis herbeizuzaubern. Einer der Zusätze ist Glutamat, oder chemisch ausgedrückt: Monosodiumglutamat. In Fertigsoßen, Dosensuppen und in allen China- und Thai-Restaurants wird es dem unkritischen Esser präsentiert. Es kann Allergien provozieren. In den USA ist es als China-Restaurant-Krankheit bekannt. Daher lasen wir früher in vielen derartigen Gaststätten dort drüben einen großen Hinweis: No MSG (No monosodiumglutamat).

In früheren Zeiten waren in Deutschland die gebräuchlisten Kräuter Petersilie und Schnittlauch, Heute sind wir besser versorgt; Salbei, Thymian, Rosmarin, Basilikum, Origano, Estragon - kurzum die Mittelmeerkost ist eine große Bereicherung für unseren Speiseplan

Wasser - das Lebenselixier

Neben der Luft ist das Wasser das wichtigste Lebenselixier des Menschen. Ohne Luft kann der Mensch nur wenige Minuten leben, ohne Wasser wenige Tage. Wasser ist das Medium, das alle Stoffe zur Reaktion brauchen. Ohne Wasser könnten die meisten biochemischen Prozesse im Körper nicht ablaufen.

Wir nehmen Wasser nicht nur in Flüssigkeiten zu uns. Alle Nahrungsmittel, oder, besser gesagt, alle natürlichen Nahrungsmittel, bestehen zum größten Teil aus Wasser. Der Wassergehalt von Gemüse liegt bei 90%, Kartoffeln bestehen zu 80% aus Wasser, Fleisch und Eier zu 70%. Sogar das gebackene Brot enthält trotz des Erhitzungsprozesses noch ungefähr 30 - 40% Wasser.

Es gibt nicht von der Hand zu weisende Informationen, dass auch unser normales Trinkwasser so einige Stoffe enthält, die trotz der verschiedenen Filter bei der Trinkwasser-Aufbereitung nicht völlig herauszufiltern sind. Dazu gehören beispielsweise Hormone und auch Antibiotika-Reste, die mit dem Urin ausgeschieden werden.

Zum Thema Wasser gibt es viele Bücher, so dass ich mir weitere Ausführungen ersparen kann.

Ballaststoffe

Es erscheint merkwürdig, im Zusammenhang mit der Ernährung von Ballast zu sprechen, denn Ballast wurde früher oft als Material von hohem Gewicht, aber geringem Wert bezeichnet, das unter anderem zur Stabilisierung der Schiffe diente, besonders wenn sie unter Leerfracht fuhren.

In der Ernährung besitzen sie jedoch eine wichtige Funktion für die gesunde Verdauung.

Ballaststoffe sind weitgehend unverdauliche Nahrungsbestandteile, meist Kohlenhydrate, die vorwiegend in pflanzlichen Lebensmitteln vorkommen. Sie finden sich vor allem in Getreide, Obst, Gemüse, Hülsenfrüchten

Ballaststoffe sind vollständig oder teilweise unverdaulich. Getreideerzeugnisse mit 41 % sind die wichtigste Ballaststoffquelle der Deutschen, vor Obst (21 %) und Gemüse (16 %).

Die im Speisebrei vorhandenen Ballaststoffe sorgen durch ihre Fähigkeit, Wasser zu binden, für eine Zunahme des Volumens des Darminhalts. Der Druck, den ballaststoffreicher Speisebrei auf die Darmwand ausübt, regt die Peristaltik, also die Bewegung des Darms, vor allem des Dickdarms an, was die Verweildauer ballaststoffreicher Kost im Darm verkürzt und damit die Verdauung verbessert. Ballaststoffarme Kost kann, wenn man sie ausschließlich isst und dazu noch sich wenig bewegt, zu Verstopfung führen.

Anscheinend hat eine ballaststoffreiche Ernährung einen cholesterinsenkenden Effekt.

Mehrere Studien belegen, dass eine ballaststoffreiche Kost das Risiko, an der koronaren Herzkrankheit zu erkranken, und somit das Risiko, einen Herzinfarkt zu erleiden, vermindert. Ein möglicher Mechanismus hierfür könnte der cholesterinsenkende Effekt der Ballaststoffe sein.

Nur Suppenkost und Speisen ohne Ballaststoffe sind vielleicht einmal im Krankheitsfall zu empfehlen, aber keine Dauerlösung.

Die Gefährdung durch „moderne" Kost

Sieben anklagende Forderungen

In seinem Buch „Psychodietetics" erhebt Prof. Cheraskin folgende Forderungen:

* Alle Nahrungsmittel sollten akkurat gekennzeichnet werden.
* Auf Bonbontüten sollte folgende Warnung aufgedruckt sein: Dieses Produkt kann gefährlich für Ihre geistige Gesundheit sein.
* Zuckerbeschichtete Cornflakes müßten eine Aufschrift tragen: Gefährlicher für Kinder als Pornografie.
* Chemisch veränderte, zuckerhaltige Nahrungsmittel sollten einen Aufkleber mit dem Totenkopf und zwei gekreuzten Knochen, dem Symbol für Gift, tragen.
* Verkaufsautomaten, die Zuckerprodukte ausspucken, sollten ein Warnzeichen tragen mit der Aufschrift: Enthält gefährliche Produkte.
* Industriezucker sollte wie andere gefährliche Waffen verschlossen werden. Der Erwerb sei nur lizenzierten Käufern gestattet.
* Minderwertige Nahrung sollte mit hohen Steuern belegt werden, die zur Unterstützung von Insassen psychiatrischer Heilanstalten dienen.

Das sind harte anklagende Worte, die uns erschüttern sollen.

Das Natürlichkeitsdefizit unserer Zeit und die Folgen

Weiterhin schreibt Cheraskin: Die zuckerbeladene amerikanische Ernährung hat zu der nationalen Epidemie der Hypoglykämie geführt. Diese Erkrankung spiegelt sich wieder in irrationalem Benehmen, emotionaler Instabilität, vermindertem Urteilsvermögen und weiteren Persönlichkeitsdefekten. Ist es vielleicht denkbar, dass das heute so oft angegebene „Burn-out"-Syndrom dabei eine Rolle spielt? Es ist doch nur schwer nachvollziehbar, dass so viele Menschen ständig in der Welt herumreisen, viele Aktivitäten entfalten, aber am Arbeitsplatz über „Burn-out" klagen.

Wie und wodurch kommt es zu diesen Erscheinungen? Amerikanische und europäische Ernährungswissenschaftler und Ärzte sind der festen Überzeugung, dass die raffinierten Kohlenhydrate, d.h. die fabrikatorisch veränderten Ausgangsprodukte für eine Vielzahl von Zivilisationserkrankungen verantwortlich sind. Versuche am Tier und Erfahrungen am Menschen unterstützen diese Auffassungen.

Der Deutlichkeit halber sei es noch einmal wiederholt: Wir müssen unterscheiden zwischen den komplexen und den isolierten, industriell hergestellten Kohlenhydraten. Die komplexen Kohlenhydrate sind die in der Natur vorkommenden Produkte wie Getreide, Gemüse und Früchte. Sie enthalten neben den Kohlenhydraten noch Vitamine, Mineralstoffe und Spurenelemente in einem ausgewogenen Verhältnis zueinander. Auf diese natürliche Komposition ist unser Körper und sein gesamtes Verdauungssystem seit Jahrhunderttausenden eingestellt. Versuchen wir einmal, uns dieses Zusammenleben als eine Leiter vor Augen zu halten: Der eine Holm ist der menschliche Körper, der andere die Natur. Die Sprossen der Leiter symbolisieren die enge Verflechtung des menschlichen Organismus mit der ihm entstandenen und gewachsenen Natur. Trennt man die Sprossen durch oder beschädigt man sie, so wird aus dem stabilen Gebilde ein höchst instabiles. Die Natur macht keine schnellen Sprünge. Sie nimmt, um bei dem erwähnten Beispiel zu bleiben, keine drei Sprossen auf einmal, sondern erklimmt immer Sprosse für Sprosse. Unser Geist mag sich ändern, unser Körper hingegen kann seine Verwandtschaft mit den Tieren und seine Abstammung nicht verleugnen. Er ist ein ausgesprochen konservativer Geselle.

Mit seinen Nahrungsmittellieferanten ist er im Verlauf der Entwicklungsgeschichte eine Art Lebensgemeinschaft, eine Symbiose eingegangen. Unsere moderne Lebensmittelindustrie, oder nennen wie sie gleich beim richtigen Namen, die Nahrungsmittelfabriken, sind unter dem Banner angetreten, diese harmonische Ehe zu zerstören.

Die industriell veränderten Kohlenhydrate sind reine Kalorienträger - mehr nicht. Die einstmals in der natürlichen Nahrung enthaltenen Begleitstoffe sind eliminiert und das Endprodukt in seiner Reinform isoliert. Ein Kilo Zucker wird aus 9 Kilo Zuckerrüben gewonnen. Die Differenz von 8 Kilo ist das Natürlichkeitsdefizit. Das ständige Einnehmen isolierter Kohlenhydrate muß zu Schäden und Mangelerscheinungen führen; irgendwo müssen die Vitalstoffe, die für die Weiterbearbeitung notwendig sind, mobilisiert werden. Das Defizit kann durch die falsche Ernährung nicht gedeckt werden. Der Teufelskreis öffnet sich. Das empfindliche, ausbalancierte Gleichgewicht wird gestört. Der Mensch ist gewöhnt, in kurzen Zeiträumen zu denken. Kein Wunder bei der relativ kurzen Lebensspanne, die wir, gemessen an evolutionären Zeiträumen, durcheilen. Die Inkubationszeiten (Zeitraum zwischen Infektion und Ausbruch einer Krankheit) akuter Erkrankungen sind kurz. Die Inkubationszeiten chronisch-degenerativer Leiden sind lang. Versuche an Ratten, die Umrechnung der Zeiträume auf menschliche Verhältnisse sowie die Forschungsergebnisse englischer Wissenschaftler haben aufgedeckt, dass chronische Erkrankungen bis zu ihrem Ausbruch 10 - 30 Jahre brauchen. Diese langen Perioden verwischen die Zusammenhänge zwischen Ursache und Wirkung.

Wenn keine direkte Verbindung zwischen Ursache und Wirkung feststellbar ist, fallen diese Menschen aus dem Raster der ausschließlich an der Naturwissenschaft orientierten Schulmedizin heraus. Die dann oft hilflos eingesetzten Mittel sind in ihren Nebenwirkungen häufig ausgeprägter als in den Wirkungen

Die Krankheiten des Alters sind die Unterlassungen und Fehler der Jugend.

Zucker - Volksfeind Nr. 1

Was zählen wir zu den industriell veränderten Kohlenhydraten? Es sind - um es immer wieder zu wiederholen - sämtliche Zucker, Süßigkeiten, normale Kaugummis, Eiscremes, Pudding, Marmeladen, Gelees, Dosenfrüchte, Frühstückscerealien wie Cornflakes so wie alle Produkte, die Auszugsmehl enthalten wie Weißbrot, Graubrot, Feingebäck, Kekse, Kuchen, Torten, Brötchen, Toastbrot etc etc.

Das Erschreckende am Zuckerkonsum ist die immense Steigerungsrate der letzten Zeit. Der jährliche Pro-Kopf-Verbrauch stieg in einem Jahrhundert um ca. 1.100%! Die Gefährlichkeit des Zuckers hat mehrere Ursachen. Darauf soll noch eingegangen werden.

Zucker und Vitamin- B- Mangel

Sämtliche Kohlenhydrate werden im Verlauf ihres Stoffwechselprozesses zu Traubenzucker und weiter zu Wasser und Kohlendioxyd abgebaut. Für diese Vorgänge sind bestimmte Fermente und Vitamine notwendig, besonders die Vitamine des B-Komplexes, speziell Vitamin B 1. Eine Zufuhr von isolierten Zuckern und den noch gefährlicheren gesüßten Auszugsmehlprodukten führt zu einem Vitamin-B-Bedarf, der irgendwo im Körper mobilisiert werden muß. Es besteht die Gefahr einer relativen Vitamin-B-Verarmung an anderen Stellen, z.B. an den Nerven.

Die Situation ist mit einem Heer vergleichbar, bei dem der Befehlshaber Frontabschnitte entblößt, um einen gegnerischen Durchbruch abzuriegeln. Die geschwächten Frontabschnitte sind nun bei feindlichen Aktionen um so gefährdeter.

Ein längerer Mißbrauch kann zu nervlichen und psychischen Störungen führen, wie bereits eingangs dieses Kapitels erwähnt.

Zucker vermindert die Widerstandskraft

Zucker beeinflußt in erheblichem Ausmaß die Phagozytosefähigkeit der Leukozyten, d.h. nach einer stark zuckerhaltigen Mahlzeit erlahmt die Fähigkeit der weißen Blutkörperchen (der Polizei des Blutes), im Blutstrom schwimmende Bakterien und Fremdkörper in sich aufzunehmen und zu vernichten. Nach einem zuckerbeladenen Menü kann die Kapazität zur Fremdkörperaufnahme bei den Leukozyten um bis zu 90%

abnehmen. Erst vier Stunden später haben sich die weißen Blutkörperchen von diesem Frontalangriff erholt. Ein starker Esser, der obendrein noch zwischendurch nascht, besitzt den ganzen Tag über eine verringerte Abwehrfähigkeit. Korpulente Menschen sind in der Regel für Infektionskrankheiten anfälliger als Schlanke.

Aus dem eben Geschilderten ergibt sich eine weitere Konsequenz: Verabreicht man einem Kranken Traubenzucker in hohen Dosen, so schwächt man seine körpereigenen Abwehrkräfte noch mehr. Auch ein Sportler wird durch sehr hohe Traubenzuckergaben geschwächt.

Zucker zaubert nicht! Oder auch, um mit Dr. Bruker zu sprechen: Zucker zaubert Krankheit herbei!

Zucker und Diabetes

Die einfachen Zucker wie Traubenzucker und Rohrzucker (Glukose und Fruktose) werden relativ schnell im Darm resorbiert und in die Blutbahn eingeschleust. Nun springt der komplizierte Mechanismus an, der für einen konstanten Blutzuckerspiegel sorgt. (Der Körper bevorzugt konstante Verhältnisse. Er versucht, alles Exzessive und Unnormale wieder auf ein normales Maß, eine Konstante, zu bringen.) Dies beruht auf einem Zusammenspiel zwischen der Bauchspeicheldrüse (Pankreas), dem Vorderteil der Hirnanhangdrüse (Hypophyse) und der Nebennierenrinde. Das Hormon der Bauchspeicheldrüse, das Insulin, verwandelt Traubenzucker (Glukose) in Glykogen, das in der Leber und in den Muskeln als Vorrat angelegt wird und bei Bedarf durch den Gegenspieler mobilisiert werden kann.

Wie schon erwähnt, sorgt der Körper für einen relativ konstanten Blutzuckerspiegel. Bei einem Einschießen des Zuckers in die Blutbahn sorgt die Bauchspeicheldrüse in einer Art Alarmreaktion für die Umwandlung des Zuckers in Glykogen. Diese überhastete Reaktion kann zu einem Über-das-Ziel-hinausschießen führen; der Gegenspieler muß wieder Glykogen in Traubenzucker umwandeln, bis sich der normale Blutzuckerspiegel eingependelt hat. Diese Extremsituationen stellen für die Drüsen (die Insulin-produzierenden Zellen wiegen nur 2 g!) einen gewissen Stress dar.

Eine immer wiederkehrende Stress-Situation kann je nach Gesundheitszustand zu einer mangelnden oder ausbleibenden Insulin-Produktion führen, die als Diabetes bekannt ist.

Viele Menschen leben bereits in einer Art Vorstufe des Diabetes, nur wissen sie noch nichts davon; man spricht von einem latenten Diabetes.

Bei einer natürlichen, ausgewogenen Ernährung mit komplexen Kohlenhydraten kommt es nicht zu einem regelrechten Massenandrang der Glukose in die Blutbahn. Die langsame Aufschlüsselung der hochmolekularen Verbindungen führt auch zu einer normalen Reaktion der Drüsen. Die Chance, an Diabetes zu erkranken, ist wesentlich geringer.

Zucker führt zu falscher Sättigung

Zuckerprodukte und Erzeugnisse aus Auszugsmehlen bewirken ein falsches Sättigungsgefühl. Natürliche Ernährung ist durch die in ihr enthaltenen Vitalstoffe mit einem natürlichen Sättigungseffekt verbunden. Bei der Ernährung mit süßen Dingen versagen die Mechanismen. Der Mensch ißt über das notwendige Maß hinaus. Es kommt zur Völlerei. Diese Undiszipliniertheit spiegelt sich sehr schnell im Wohlstandsbauch wieder und nicht nur da! Es ist immer wieder erstaunlich zu sehen, wie sehr Menschen ihre „falschen" Ernährungsgewohnheiten mit Händen und Füßen verteidigen. Die Anzahl der Ausreden ist unglaublich hoch.

Nein, sie essen ja nur so wenig! Wagt man dann noch, mit einem verschämt-schüchternen Blick auf den kaschierten oder deutlich sichtbaren Leibesumfang die vorsichtige Behauptung „von Nichts könne ja nichts kommen", so werden mit einem verbalem Rundumschlag alle möglichen Schuldigen gefunden, um ja nicht das eigene Verhalten selbstkritisch unter die Lupe nehmen zu müssen.

Ein krasses Beispiel, wie es bei Kindern durchaus vorkommt: Kakao und Kuchen zum Frühstück, Kekse als Schulverpflegung, Pudding zum Mittag, Marmeladenbrot und süße Getränke zum Abend. Solche Auswüchse zerstören das Feingefühl der Natur. Eltern, die Derartiges tolerieren, machen sich an den steigenden Krankenversicherungskosten mitschuldig. Und an den zunehmend korpulenteren Kindern, wenn sie keinen Sport betreiben.

Ohne Zucker keine Karies

Karies und Parodontose sind wahre Volksseuchen. Kariesfreie Gebisse sind allerdings heutzutage öfter anzutreffen als früher. Das ist eine Folge der Aufklärung und zum anderen versuchen die Eltern die Kinder aus eigener (schlechter) Erfahrung positiv zu Zahnpflege etc motivieren.

Wie kommt es zur Karies? Die als klebriger Belag (Plaque genannt) auf den Zähnen und am Zahnfleischsaum haften bleibenden Kohlenhydrate sind ein idealer Nährboden für die im Mund befindlichen Bakterien und in letzter Zeit in zunehmendem Maß für mikroskopisch kleine Pilze, die die sogenannten Mykosen hervorrufen. Die Bakterien bauen den Zucker zu Milchsäure ab, die den harten Schmelz entkalkt und ihn damit für Karies anfällig macht. Ich kann mich an eine Patientin erinnern, die des Nachts immer aufstand und Bananen aß, ohne sich die Zähne zu putzen. In der Nacht konnte dann der in den Bananen enthaltene Zucker seine ungestörte Wirkung entfalten. Die Folgen: Karies überall, sogar an den Frontzähnen.

Nach wie vor gilt:

Ein sauberer Zahn wird nicht krank!

Schulbehörden sind mitschuldig am starken Süßigkeitenkonsum der Kinder. Es ist nahezu grotesk, wenn der zuständige Minister die hohen Ausgaben der Krankenkassen für zahnärztliche Behandlung kritisiert, auf der anderen Seite aber dieser Staat den Verkauf von kariesverursachenden Leckereien an Schulhof - Kiosken nicht unterbindet und sogar an der Mehrwertsteuer mitverdient. Dieses Problem könnte nur durch Elterninitiativen aus der Welt geschafft werden.

Zucker und Darmfunktion

Die einseitige Ernährung mit denaturierten Nahrungsmitteln führt zu fehlgeleiteter Darmfunktion und damit zur Verstopfung. Der Griff zum Abführmittel ist eine kurzsichtige Hilfe, die dem Darm bei längerer Anwendung Schaden zufügt. Besonders die Damenwelt bedient sich gern der Arzneischachtel, um sich von dem lästigen Gefühl des vollen Bauches zu befreien.

Nach Angaben von Dr. Bruker führt die Umstellung auf Frischkost in fast allen noch so hartnäckigen Fällen zur Stuhlentleerung nach einigen Tagen.

Die weitverbreitete Darmlähmung wird wegen ihres häufigen Vorkommens schon gar nicht mehr als Krankheit empfunden. Auf einem Seminar berichtete ein Arzt über einen extrem gewichtigen Bäcker, der - kaum zu glauben - nur alle vier Wochen (!) Stuhlentleerung hatte.

Bei der langen Anwesenheit des Speisebreis im Darm bildet sich Fäulnis aus. Je mehr Eiweiß in der Nahrung, desto größer der Fäulnisvorgang. Die dabei entstehenden hochgiftigen Stoffe müssen von der Leber abgebaut werden. Eine enorme Belastung für die Leberzellen! Ein verseuchter Darm schädigt den ganzen Organismus.

Über die Regelmäßigkeit der Darmentleerung gibt es verschiedene Ansichten. Die alte chinesische Medizin kannte die sogenannte Maximalzeitenuhr. Jedes Organ hat zu einer bestimmten Stunde seine Regenerationszeit. Die Zeit für den Dickdarm liegt in der Zeit von 5 - 7 Uhr morgens. In dieser Zeit sollte der erste Stuhlgang stattfinden. Diese Werte können bei unregelmäßigem Leben und häufigem Zeitzonenwechsel nur noch bedingt auf unsere Zeit übertragen werden.

Die Faustregel: Auf eine Mahlzeit kommt eine Stuhlentleerung.

Die Gründe der Zuckersucht

Schon als Baby wird der Mensch mit Süßem konfrontiert: Die Babynahrung ist gesüßt. Mit zunehmendem Alter erhalten die Kinder immer mehr Schokolade (oft als Kinderschokolade angepriesen), Süßigkeiten, Kuchen, Kekse usw. Vieles wird den Kleinen als besondere Belohnung gereicht. In Geschäften erhalten die Kinder als Geschenk Schleckereien, ja sogar Ärzte geben ihren kleinen Patienten zum Schluß noch einen Bonbon.

Wie kann da ein junger Mensch überhaupt einen Instinkt für eine natürliche Ernährung entwickeln! Ja, es ist geradezu ein Verbrechen, wie gedankenlos unsere Kinder zu Süchtigen erzogen werden!

Uneinsichtige Verwandte, meistens die Großeltern, glauben, sich die Liebe und Gunst der Kinder mit Süßigkeiten erkaufen zu können. Ein kleines Spielzeug erfüllt den gleichen Zweck. Aber man ist eben bequem geworden; Süßigkeiten kaufen erfordert keinen Einfallsreichtum, nur Geld!

Im Alter dienen süße Dinge oft als lustbetonte Ersatzbefriedigung für seelischen Kummer und Enttäuschungen.

Wer kennt sie nicht, diese vollschlanken Damen in den Konditoreien, Kuchenportionen auf ihren Tellern, die ihrer Leibesfülle entsprechen. Ältere Frauen seien seine besten Kunden in der Kuchen- und Tortenabteilung, verriet einmal Gaston Lenôtre, der bekannte frühere Pariser Patissier . Denken Sie auch an „Bitte mit Sahne" von Udo Jürgens!

Ein Ärzt (mir ist der Name entfallen) hat es einmal drastisch überspitzt formuliert: Zucker macht genauso süchtig wie Heroin.

Aktuelle Berichte zum Thema Zucker

In der Illustrierten „Stern" erschien in der Ausgabe 15/2011 ein Bericht unter dem Titel „Volksdroge Zucker". In den Titelzeilen las man: Einst war er Luxus, heute ist er allgegenwärtig.

Und das ist er in der Tat!

Auf vier ganzseitigen Seiten mit Bildern wird der Gehalt von Zucker einiger Nahrungsmitteln aufgezeigt. Um nur einige Beispiele zu nennen: Nutella 55% Zucker, Coca Cola 11%, Kraft Tomatenketchup 23%, Eiscreme ca 25%; Red Bull 11%; Haribo Goldbären 45%; Milchschnitte 29%; Milka Alpenmilch Schokolade 60% (dies ist nur eine Auswahl der angegebenen Produkte ohne eine Wertung meinerseits).

Man sagt: Zucker ist auf irgendeine Art und Weise in ca 70 Prozent der Nahrungsmittel-Produkte im Supermarkt versteckt.

In einem Interview mit einer Produktionsfirma, die jeden Tag ca 60 – 100 Tonnen Zucker verarbeitet, sagte die zuständige Dame: „Wir haben kein schlechtes Gewissen. Jeder der Schokolade kauft, weiß, dass Zucker darin ist. Unsere Ware ist kein Grundnahrungsmittel, sondern ein Genussmittel".

Die deutsche Gesellschaft für Ernährung springt auf den gleichen Zug. Man wolle ja dem Menschen nicht jeglichen Genuß von Süßem verleiden und empfiehlt den „moderaten Konsum" von Zucker.

Im Magazin „Der Spiegel" erschien im Heft 36 vom 3.9.2012 als Leitthema, vorn mit einem großen Zuckerwürfel, die „Droge Zucker. Die gefährliche Sucht nach Süßem".

Auf insgesamt 11 Seiten geht es gegen und über Zucker & Co.

Darin zu lesen: Übergewicht wird zur größten Gesundheitsgefahr der

Moderne. Doch warum essen sich die Menschen so dick?

Forscher haben ein Genussmittel im Verdacht: Den Zucker.

Der Zuckerkonsum hat sich weltweit innerhalb von 50 Jahren verdreifacht. Mit zunehmendem Wohlstand steigt auch in den Entwicklungs- und Schwellenländern der Konsum von Zucker. Das dickste Volk der Welt bleiben vorläufig die Amerikaner mit einem Pro-Kopf-Verbrauch von 58 kg Zucker pro Jahr. Das unsägliche schlechte pappige Brot in den USA trägt ebenfalls zur Fehlernährung bei. Die Deutschen bringen es immerhin auf 36 kg pro Kopf.

Körperliche Aktivität scheint kein Allheilmittel gegen Übergewicht zu sein. Tatsache aber ist, dass übergewichtige Kinder zu faul werden, um sich überhaupt zu bewegen. Ein Teufelskreis!

Als persönliche Bemerkung möchte ich noch hinzufügen: Die modernen Medien wie Smartphones, Tablet-PCs und Computerspiele verstärken offenbar noch den fatalen Drang zur Bewegungsarmut.

Die Lobby der Zuckerindustrie und der Süßgetränkehersteller ist sehr stark.

Die New Yorker Ernährungswissenschaftlerin Marion Nestle meinte lakonisch über Amerika: „Wir exportieren schließlich alles – auch die Über-gewichtskrise."

In einer Art Rundumschlag schrieb der bekannte deutsche Restaurantkritiker Wolfram Siebeck in der „Zeit" (2.9.04, zitiert aus „Der Gesundheitsberater 10/04). „Halb Deutschland ist ja bereits im Anfangstadium einer Fettsucht. Aber werden deshalb die Eßgewohnheiten geändert? Demonstrieren Eltern gegen den Konfektionsfraß in den Kindergärten und Schulen? Ziehen vor McDonald's Streikposten auf? Eine Revolution muß her!"

Manchmal muß man eben etwas drastisch formulieren, um Mißstände anzuprangern.

Pilzzuchtanstalt Mensch

Von Pilzen ist heute oft die Rede. Der eine hat sie am Fuß, der andere im Mund, man findet sie im Genitalbereich und im Darm. Sind es nur harmlose Schmarotzer, nur eine kurzzeitige Entgleisung des Körpers? Mitnichten!

Ohne auf die großen Zusammenhänge einzugehen, kann man in einem Satz sagen: Pilze (Mykosen, meist ist es der Hefepilz, Candida albicans) stören durch ihr Dasein mitsamt ihrer Vermehrungsvorgänge, ihren Ausscheidungen und ihrem Nahrungsbedarf das Umfeld, auf dem sie sich angesiedelt haben.

Gewiß werden Sie fragen: Was haben denn nun diese Pilze mit dem Thema Ernährung zu tun?

Die Pilze (der Hauptvertreter, Candida albicans ist ein längliches Gebilde, das sich zu großen Kolonien, Drusen genannt, entwickeln kann) sind einfache Lebewesen, die darauf aus sind, dass andere ihnen das Notwendigste an Nahrung bereitstellen.

Zucker ist ihr Lieblingsmenü, denn Sie bestehen fast ausschließlich aus Polysacchariden, also größeren Kohlenhydratmolekülen.

Je mehr der Mensch nascht, desto besser geht es ihnen (den Pilzen).

Wenn Sie also Ihren Pilzen, sofern Sie im Darm welche haben, einen Gefallen tun wollen, dann ab in die nächste Eisdiele. Bestellen Sie dann nach Möglichkeit den Partner-Becher.

Und wenn ihnen danach so richtig schlecht ist, läuft bei Ihnen im Darm ein richtiges Mykose-Fest-Essen.

Ein kleiner Tipp noch zu diesem Thema: Wenn Sie morgens ein Müsli essen, dann streuen Sie doch etwas Zimt drauf. Das verbessert die Darmflora etwas.

Weitere Empfehlungen sind: Luvos Heilerde fein oder mikrofein Pulver, morgens 1 Messlöffel in etwas stillem Wasser. Das passt auch gut zum nächsten Kapitel.

Sondermülldeponie Darm

Auch wenn es mit der eigentlichen Ernährung nichts zu tun hat, lassen Sie mich einen kurzen Ausflug in eine Problemzone machen, die den meisten als solche gar nicht bewußt ist.

Silbern glänzend bis schwarz-stumpf „ziert" es die Zähne: Das Amalgam. Durch Abrieb beim Kauen und Herauslösen durch saure Speisen nimmt es den gleichen Weg wie unsere Nahrung.

Darum stört das im Amalgam enthaltene Quecksilber mit seinen Salzen die Resorption der Nahrungsmittelbestandteile und hat eine negative Auswirkung auf das gesamte Dünn- und Dickdarm-Milieu incl. seiner (falls noch vorhandenen) natürlichen Bakterienflora. Pilzerkrankungen treten oft im Gefolge von Amalgam-Belastungen auf. Zahnärzte dürfen das herausgebohrte Amalgam nicht mal ins Grundwasser leiten und müssen einen Amalgam-Abscheider einbauen.

Aber im Mund des Menschen mit seinem zersetzenden Speichel entfaltet dieses Material, wenn man manchen wissenschaftlichen Koryphäen glauben darf, offenbar keine giftigen Wirkungen.

Kopfschütteln ist die gelindeste Reaktion des gesunden Menschenverstandes über soviel universitäre Ignoranz. Alle Patienten, denen es mit teilweise schwerwiegenden Symptomen nach der Amalgamentfernung einschließlich homöopathischer Ausleitung etc schlagartig besser ging, müssen sich das wohl alles eingebildet haben.

Ergänzend muss man hinzufügen, dass blauäugige Patienten meistens stärker durch Amalgam belastet werden. Das hängte mit ihrer lymphatischen Konstitution zusammen. In der klassischen Homöopathie wird oft homöopathisiertes Quecksilber (Mercurius) bei lymphatischen Problemen eingesetzt, ebenso ist es in vielen Komplexmitteln enthalten.

Zum Glück gibt es immer weniger Zahnärzte, ich möchte sogar sagen die Anzahl ist in Deutschland verschwindend gering, die Amalgam noch in ihrer Praxis verwenden.

Hypoglykämie - eine Erkrankung unserer Zeit

Ich erwähnte bereits in einem vorigen Kapitel den Begriff „Hypogly-kämie"; wegen seiner Wichtigkeit soll er etwas näher erläutert werden. Hypoglykämie ist das Gegenteil von Diabetes, oft ein Vorläufer. Beim Diabetes ist die Insulinproduktion zu gering, so dass Insulin künstlich zugeführt werden muß (zur Wiederholung: Insulin ist das Hormon der Bauchspeicheldrüse, das die Umwandlung von Blutzucker in Glykogen bewirkt). Bei der Hypoglykämie (auch Hyperinsulinismus genannt) finden wir zuviel Insulin im Blut, d.h. der Blutzuckerspiegel liegt unter seiner Norm. Wie kommt es zu dieser Erscheinung? Man sollte meinen, dass häufiger Zuckerkonsum den Blutzuckerspiegel in die Höhe treibt. Die Dinge liegen jedoch etwas anders, da die Körperfunktionen außerordentlich kompliziert sind. Das Ergebnis kann in der Folge nämlich ein zu niedriger Blutzuckerspiegel sein.

Der Grund liegt in einer Überforderung der Pankreas durch den schnell ansteigenden Blutzuckerspiegel nach Mahlzeiten mit raffinierten Kohlenhydraten. Eine normale Pankreas kann durch ihre Insulinproduktion den Blutzuckerspiegel unter ausgewogener Kontrolle halten. Häufige Überschüttungen mit Zucker u.a. hebeln dieses fein abgestimmte System aus den Angeln. Jeder zehnte Mensch hat einen überempfindlichen Pankreas, der zu einer überschießenden Produktion neigt und den Blutzuckerspiegel unter die Norm drückt.

Der Symptomkomplex der Hypoglykämie ist weit gedehnt: Kopfschmerzen, leichte Ermüdung, Erschöpfungsanfälle, Schlaflosigkeit, Reizbarkeit, Allergien, psychische Unausgeglichenheit, Depressionen bis hin zu Selbstmordgedanken. Weitere Symptome sind Gedächtnisschwund, Geräusch- und Lichtempfindlichkeit, Kurzatmigkeit, deutlicher Mundgeruch und unangenehmer Körpergeruch. Wie weiter oben bereits angedeutet, könnte das heute so oft anzutreffende „Burn out"-Problem ebenfalls unter dieser Rubrik einzuordnen sein.

In der Familie werden diese Menschen oft als Nörgler angesehen, für die Ärzte sind sie Hypochonder (eingebildete Kranke) und für ihre Umgebung sind sie einfach „nicht ganz dicht".

Neben Fabrikzucker und Auszugsmehlen führen andere Genußmittel wie Alkohol, Nikotin und Coffein ebenfalls zur Hypoglykämie. Eine ge-

54

fährliche Kombination ist Alkohol (z.B. als Aperitif) und darauf genossener Fabrikzucker. Die Situation spitzt sich zu, wenn Alkohol, Zucker und Coffein im Spiel sind, und gerade das genießen viele Menschen: Nach dem Essen einen (gesüßten) Kaffee / Espresso / Cappuccino und dazu ein Schnäpschen, vornehm heute als Digestif apostrophiert. Manch einer braucht dazu noch extra eine Zigarette oder eine Zigarre.

Wohl bekomms!

Die Auszugsmehle / Polierter Reis und ihre Auswirkungen

Ein typischer Vertreter unserer Zeit mit ihrer industriemäßig deformierten Nahrung sind die Auszugsmehle und die daraus hergestellten Produkte.

In früheren Zeiten wurde das Getreide immer frisch gemahlen, denn Mehl aus ganzen Körnern war nicht lange haltbar. Römische Legionäre führten bei ihren Siegeszügen um das ganze Mittelmeer handbetriebene Mühlen mit sich, mit denen sie ihre Tagesrationen mahlten (zitiert nach Schnitzer).

Die Verderblichkeit des Mehles ließ den menschlichen „Genius" nicht ruhen. Eines Tages war es so weit: Man konnte die Hülle (mit ihren Vitaminen, Proteinen, Mineralien und Spurenelementen) vom Kern, der Stärke, befreien. Aus Kostengründen handelte es sich zuerst um ein Privileg der Reichen. Weißbrot war vornehm. Privilegien für einige wenige lassen andere nicht ruhen. Weißbrot wurde zum Brot für alle, Weißmehle und Auszugsmehle traten ihren Siegeszug an. Es war ein fataler Schritt von der Vollwertnahrung zur Teilwertnahrung.

Auszugsmehle sind nämlich Polysaccharide ohne jegliche Begleitstoffe, also Leerkalorien, die im Dünndarm in Traubenzucker aufgespalten werden.

Die verderblichen Rückstände bei der Mehlgewinnung wurden als Viehfutter verwendet. Wie es schien, gedieh das Vieh mit dieser minderwertigen Kost ganz ausgezeichnet.

Parallelen finden wir beim Reis. In der zweiten Hälfte des 19. Jahrhunderts häuften sich die Fälle von Beriberi (einer Erkrankung des Nervensystems und des Herzens) in Ostasien. Die Holländer, damals die Herren in Indonesien, wollten dem Problem auf den Grund gehen und sandten einen Arzt, Dr. Eijkmann, in die heimgesuchten Gebiete. Ein Zufall half bei der Lösung. Bei seinen Experimenten fütterte Dr. Eijkmann Küken mit poliertem Reis, der von den Tellern der Erkrankten übrig geblieben war. Er glaubte an einen Bazillus.

Ein neuer Aufseher, der den weißen Reis für eine hochwertige Nahrung ansah, die für Küken zu schade sei, stoppte die Fütterung. Die Küken, bereits an Beriberi erkrankt, erhielten fortan den „minderwertigen" braunen Reis - und genasen.

Bei seinen weiteren Forschungen stieß Dr. Eijkmann auf gesunde Gefängnisinsassen, die braunen, unpolierten Reis als billige Inhaftiertenkost verabreicht bekamen. In einem anderen Gefängnis erhielten die Insassen polierten Reis - nur einer war noch gesund.

So schloß man auf einen Gesundheitsfaktor, der im braunen Reis enthalten sein müsse.

Wie sich später herausstellte war es das Vitamin B1, das man heute gezielt bei neuralen, also Nerven-Problemen, einsetzt.

In die gleiche Richtung zielten, unabhängig von den Untersuchungen von Dr. Eijkmann, die Forschungen des amerikanischen Zahnarzt Dr. Weston A. Price, die im nächsten Kapitel näher beleuchtet werden soll.

Die Untersuchungen von Dr. Price

Die modernen Nahrungsmittel sind erst seit ca zweihundert Jahren im Gebrauch. Gemessen an der Lebensspanne des Einzelindividuums ist es eine lange Zeit, im Vergleich zu den Zeitbegriffen der Natur jedoch nur eine winzige Etappe. Die Natur ist kein Sprinter. Sie ist ein bedächtiger Spaziergänger. Unsere Körper haben sich in der unermeßlich langen Zeit der Entwicklung verändert und werden sich weiterhin verändern. Sie lassen sich aber nicht ohne Schaden in dem Ausmaß vergewaltigen, wie es in den letzten Generationen geschieht.

Ein erschütterndes Zeugnis von dem Abgleiten in degenerative Erkrankungen zeigen uns die Berichte des amerikanischen Zahnarztes Dr. W. A. Price (aus A.v. Haller, Gefährdete Menschkeit). Er war enttäuscht von der Hoffnungslosigkeit seines Tuns. Sein Ziel war die Behandlung von Krankheitsursachen. Doch er mußte einsehen, dass er nur an Symptomen herumtherapieren konnte.

Irgendwann wann war er es leid, immer nur die gleichen Behanldungen durchzuführen. Füllungen an Zähnen, da die Menschen mit Karies zu ihm kamen. Dann mußte er Schmerzen therapieren. Und ohne das Ziehen von Zähnen ging es auch nicht, und das in gehäuftem Ausmaß.

Seine Gedanken kreisten immer mehr um einen zentralen Punkt: Nicht am kranken Menschen würde er die Ursachen finden, sondern am gesunden Menschen in seiner natürlichen, gesunden Umgebung.

Und so brach er in mehreren Reisen auf zu den Stämmen und Völkern, die kaum oder noch gar nicht mit dem Segen oder Fluch der Zivilisation in Berührung gekommen waren. Seine Vermutungen bestätigten sich. Kam es zum Kontakt zwischen natürlichen Menschen und industriell bearbeiteten Nahrungsmitteln, so traten als erstes Schäden an Zähnen und Zahnfleisch auf.

Die Karieshäufigkeit schnellte abrupt nach oben. Die Folgegenerationen wiesen in verstärktem Ausmaß Zahnfehlstellungen, Nichtanlagen von Zähnen und Kieferanomalien auf.

Die Antwort der Natur auf eine plötzliche Veränderung der seit Generationen gleichgebliebenen Umwelt, speziell der Ernährung, ließ nicht lange auf sich warten.

Zähne und der Kiefer scheinen so etwas wie ein Frühwarmsymptom zu sein, das immer dann als erstes Hinweise und Reaktionen zeigt, wenn irgend etwas im Körper aus dem Ruder zu laufen droht.

Es scheint sogar Generationen zu überspringen, so dass die Folgegenerationen quasi die „Sünden" der Vorgänger „ausbaden" müssen.

Interessant ist auch, dass die „Isolierten" auch psychisch wesentlich stabiler waren: Ausgeglichen, arbeitsam, freundlich, hilfsbereit.

Das folgende Bild wurde mir freundlicherweise von einem Heilpraktiker aus Norddeutschland zur Verfügung gestellt.

Die Vorgeschichte der ca 30 Jahre alten jungen Dame ist leider nicht bekannt, auch über die Ernährungsgewohnheiten von Eltern und Großeltern konnte nichts in Erfahrung gebracht werden. Es stand zur Debatte, durch kieferchirurgische Eingriffe und eine kieferorthopädische Behandlung diese zahnmäßigen Mißstände zu beheben.

Das Bild zeigt eine dramatische, nur schwer zu behebende Situation.

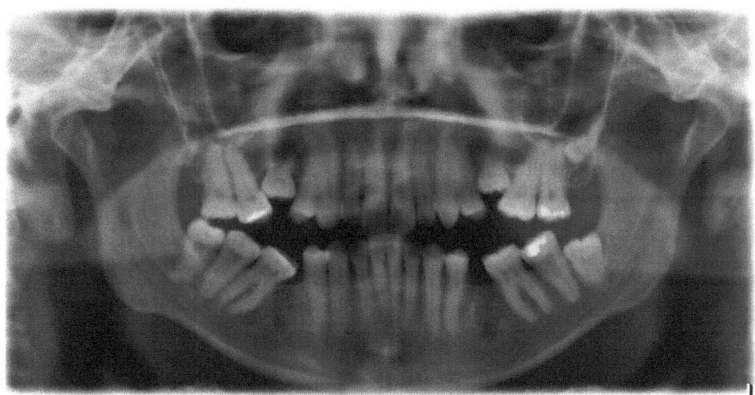

Im Oberkiefer zeigen sich noch Milchzähne, die nicht durchgebrochen sind, im Unterkiefer sind bereits Zähne gezogen worden und die dahinter liegenden Zähne sind stark nach vorn gewandert.

Man muss sich oft fragen, warum Kieferorthopäden sich nicht mit solchen Fragen beschäftigen. Sicher, biegen, dehnen, verschieben usw ist auch eine Lösung, aber niemand interessiert sich offenbar für die Ursachen. Eine Möglichkeit wäre sicher, als Prophylaxe quasi, sich mit der angehenden Mutter über vorgeburtliche Ernährung zu unterhalten. Denn es kann nicht sein, dass jedes Kind eine kieferorthopädische Behandlung benötigt.

Bedarf es noch eindringlicherer Ermahnungen?

Zucker - eine Bilanz

Die Summation der angeführten Fakten ist offensichtlich. Und doch ist der „Kampf" gegen den überhöhten Zuckerkonsum so unendlich schwer. Überholte Meinungen, Werbung im Fernsehen und Illustrierten und pseudowissenschaftliche Untersuchungen stiften größte Verwirrung. Immer wieder taucht die Frage auf: Ist nicht das, wonach der Körper verlangt, natürlich und unschädlich? Brauchen unsere Kinder nicht Zucker zum Wachstum? Der Spruch „Zucker zaubert" sitzt so tief in den Gehirnen unserer Mitmenschen, dass es so schwer ist, ihn zu verdrängen.

Zucker hat Drogencharakter. Zucker macht süchtig. Zuckergenuß verlangt nach Wiederholung. Zucker ist wie Alkohol ein Seelentröster.

Zuckerersatzstoffe

Bei den sogenannten Zuckerersatzstoffen ist ein gesundes Mißtrauen am Platze. Es sind Stoffe, die in der natürlichen Nahrung und größtenteils in der Natur überhaupt nicht vorkommen und auf die unser Verdauungstrakt nicht eingestellt ist. Diese Zuckerersatzstoffe sind noch mehr als die raffinierten Kohlenhydrate Leerkalorien, sie sind ausgesprochen drogenähnliche chemische Mittel ohne jeglichen Ernährungswert. Sie sollen dem Menschen nur Ersatzbefriedigung für den von ihm so geschätzten, weil falsch anerzogenen süßen Geschmack vorgaukeln.

Längerer intensiver Gebrauch macht sich in einer Abstumpfung der empfindlichen Geschmacksknospen im Mund bemerkbar. Man verliert dadurch das Feinempfinden für natürliche Süße, so dass Obst und Früchte fade schmecken.

Mehr noch als diese Tatsachen spricht gegen den Gebrauch von künstlichem Süßstoff seine Fragwürdigkeit hinsichtlich einer cancerogenen Wirkung. Ein Mittel, das in der natürlichen Ernährung niemals vorkommt, kann niemals gesund sein.

Die Auswirkungen dieser Ersatzstoffe sind zudem noch viel zu wenig erforscht, als dass man sie bedenkenlos anwenden sollte. Die von der Werbung propagierte Kalorienfreiheit bzw. Kalorienarmut ist zwar unbestritten; sie lenkt aber von dem eigentlich Problem der Schädlichkeit ab.

Seit der ersten Auflage dieses Buches überflutet eine Unmenge von Produkten den Markt, die mit dem Zusatz „light", oder amerikanisiert „lite" Kalorienarmut vortäuschen. Ich möchte kein spezielles Getränk oder Nahrungsmittel etc herausgreifen, aber ich bin der Überzeugung, dass sie Ihnen schon über den Weg gelaufen sind.

Wer sich die Mühe macht und auf die Inhaltsstoffe schaut, sieht oft Zuckerersatzstoffe wie Aspartam und Acesulfam, die einen höheren Süßeffekt als Zucker haben. Es gibt darüber noch wenige Untersuchungen, aber es ist kaum vorstellbar, dass sie der Gesundheit eines Menschen dienen können. Aus Furcht vor juristischen Belangen möchte ich an dieser Stelle auch keine präzisen Produktangaben zu Papier bringen.

Neu ist Stevia (Stevia rebaudiana) auf dem Markt, eine subtropische Pflanze aus Südamerika. Ihre Inhaltsstoffe schmecken 40 – 300mal süßer als Zucker, sind aber kalorienfrei, nicht kariogen und haben keine Auswirkung auf den Insulinspiegel.

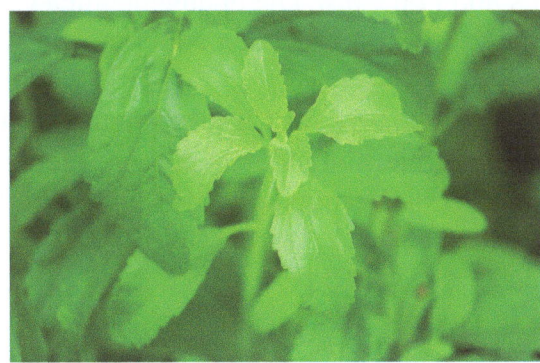

Stevia rebaudania

Eine persönliche Erfahrung (da wir selbst kaum backen): Eine Patientin brachte mir vor einiger Zeit in der Vorweihnachtszeit einmal einen mit Stevia gebackenen Stollen mit. Ich muß ehrlich gestehen, er hat uns richtig gut geschmeckt und wir haben keinen Unterschied zu den handelsüblichen normalen Stollen feststellen können.

Das Mittel ist inzwischen auch bei uns erhältlich. Hinsichtlich eventueller Nebenwirkungen gibt es aber noch keine Untersuchungen.

Wie immer, wenn etwas Neues auftaucht, ist ein wenig Zurückhaltung wohl die beste Devise.

Vom Unterschied der Fette

Viele Dicke glauben, dass ein Weglassen sämtlicher Fette zum Abnehmen genüge. Wie bei den Kohlenhydraten muß man aber zwischen verschiedenen Fetten unterscheiden. Einige Fette sind lebenswichtig, weil durch sie der Bedarf an ungesättigten Fettsäuren und fettlöslichen Vitaminen gedeckt wird.

Auf unserem Speisefahrplan müssen kaltgepreßte Öle wie Olivenöl, Sonnenblumenöl, Rapsöl und Butter enthalten sein. Zu meiden sind nach Möglichkeit jegliche Fette, die einer fabrikatorischen Veränderung unterzogen sind.

Weiterhin ist vom Genuß stark erhitzter Fette abzuraten. Wenn Öle beim Braten in der Pfanne zu stark erhitzt werden, bilden sich gesundheitsschädliche Stoffe wie Acrylamid oder Acrolein. So findet man das Acrylamid in den Pommes frites oder auch in den leider in vielen Kinos noch immer vertriebenen Nachos und Pop Corn. Die unangenehmen Gerüche, das Geraschel und die Kaugeräusche verleiden anderen den Kinogenuss.

Im Streit um die Ursachen der Arteriosklerose wurde jahrelang die Butter verdammt und als cholesterinspiegelerhöhendes Mittel angesehen. Bei der Arteriosklerose findet man cholesterinhaltige, den Querschnitt der Gefäße verengende Ablagerungen.

Cholesterin selbst ist eine Substanz, die für den Aufbau der interzellulären Membranen von Bedeutung ist. Der Organismus ist selbst in der Lage, Cholesterin zu bilden. Findet man das Cholesterin an atypischen Stellen, deutet es auf einen entgleisten Cholesterinstoffwechsel hin. Der entgleiste Fettstoffwechsel kann nach Ansicht einiger Wissenschaftler Ursachen in dem überhöhten Genuß von isolierten Kohlenhydraten haben.

Eine gesunde Kostform kann einen krankhaft erhöhten Cholesterinspiegel reduzieren und die damit verbundenen Ausfällungen vermeiden helfen. Auch Ballaststoffe, wie bereits erwähnt, sind positiv anzusehen.

Die medizinischen Cholesterinsenker haben samt und sonders viele Nebenwirkungen und dürften auch keinesfalls die ideale Therapie sein.

Milch - ein unersetzliches Mittel?

Milch macht müde Männer munter. Dieser Spruch ist jedem geläufig. Ist aber die Milch wirklich ein unentbehrliches, hochwertiges Lebensmittel? Hat es was mit Muntermachen zu tun?

Unsere Eltern und die Reklame haben uns zeitlebens so vom hohen Wert der Milch überzeugt, dass uns ein Infragestellen des gesundheitlichen Werts der Milch überhaupt nicht mehr in den Sinn kommt.

Eines sei vorausgeschickt: Milch ist kein Getränk, sondern ein flüssiges Nahrungsmittel. Bei richtigem Durst ist Wasser oder Tee vorzuziehen. Eltern kennen das Problem: Hat ein Kind vor dem Essen Milch getrunken, ist der Appetit gesunken.

Milch enthält hochwertige Eiweiße, Calcium, Vitamin A und B 2 (die beiden Vitamine im Sommer verstärkt, wenn das Vieh auf den Weiden grast).

Französische Wissenschaftler haben in einer großangelegten Untersuchung herausgefunden, dass regelmäßiger Milchkonsum bei Schulkindern das Wachstum fördert.

Eine Vergleichsgruppe von Kindern, die keine Milch erhielt, war in dem gleichen Untersuchungszeitraum weniger gewachsen.

Woran liegt das?

Jedes Tier erzeugt in erster Linie die Milch zur Ernährung seiner Jungen. Die von uns bevorzugte Kuhmilch ist eigentlich für die Aufzucht der Kälber gedacht. Ein Kalb ist im Vergleich zu einem menschlichen Baby von robusterer Natur und zudem wesentlich größer. Dementsprechend ist auch die Zusammensetzung der Milch, nämlich auf das Kalb abgestimmt. Der menschliche Magen reagiert auf Kuhmilch und Muttermilch anders. Gibt man einem Baby Kuhmilch zu trinken, so bilden sich im Magen Käseklumpen, wie man bei einem Erbrechen beobachten kann. Übergibt sich ein Baby nach der Fütterung mit Muttermilch, so sieht man nur kleine Flocken.

Jede Milch enthält Wachstumshormone, die auf die Entwicklungsbedürfnisse der eigenen Jungen abgestimmt sind. Bei diesen Hormonen gibt es ein breites Spektrum, wie aus den folgenden Beispielen ersichtlich wird. Ein Kaninchen verdoppelt sein Geburtsgewicht in sechs Tagen, ein Hund in neun Tagen, ein Schaf in vierzehn Tagen, eine Kuh in siebenundvierzig Tagen, ein Pferd benötigt sechzig Tage, während der Mensch sein doppeltes Gewicht erst in 180 Tagen erreicht. Man kann also die Möglichkeit nicht ausschließen, dass die Wachstumshormone der Kuhmilch und die im menschlichen Körper produzierten Hormone ein verstärktes Längenwachstum der Kinder bewirken. Die Ergebnisse der französischen Forscher unterstreichen die Vermutungen, die einen Zusammenhang zwischen dem überhöhten Milchkonsum und dem In-die-Höhe-Schießen der heutigen Jugend sehen. Besonders ausgeprägt ist es in den asiatischen Ländern wie China. Im Gegensatz zum Tier, das nach der „Stillzeit" keinerlei Milch mehr erhält, ist beim Menschen die artfremde Milch zu einem Nahrungsmittel für die Deckung des Eiweißbedarfs geworden.

In den USA werden noch weitere Verdachte gehegt. Man schließt eine Relation zwischen bestimmten Tumoren und hohem Milchkonsum nicht aus. Einige Gegenden, in denen der Milchkonsum einen großen Bestandteil der täglichen Nahrung ausmacht, weisen höhere spezifische Tumorraten auf.

Die Wachstumshormone, die für das Wachstum der Kälber vorgesehen sind, werden mit einem entarteten Wachstum menschlicher Körperzellen in Verbindung gebracht. Beweise stehen noch aus. Die Hormone werden durch Erhitzen und Pasteurisieren nicht zerstört. Sahne und Butter sind Milchfette und von diesen Stoffen frei.

Andere angelsächsische Untersuchungen weisen einen erhöhten Milchkonsum inklusive der Milcherzeugnisse wie Käse, Joghurt etc. als Ursache von Herz- und Kreislauferkrankungen aus. In den USA ist die Herzinfarktquote bei starken Milchtrinkern doppelt so hoch wie bei Nichtmilchtrinkern. In Japan waren Arteriosklerose und Koronarerkrankungen relativ selten - in Japan trinkt man kaum Milch.

Getränke wie Milch und Säfte werden vom Kind leicht heruntergeschluckt. Andere wichtige Proteinträger, die für das Wachstum des Kindes notwendig sind, sind entweder nicht süß oder müssen gekaut werden. Kinder sind kaufaul. Sie bevorzugen flüssige, möglichst noch süße Nahrungsmittel, die ihre Kaumuskulatur nicht strapazieren. Der Gehalt an Vitalstoffen ist nicht ausreichend; die fehlenden Widerstandskräfte lassen sie öfter krank werden als normale Altersgenossen. Ein Beispiel sind Eskimos und Polynesier, die nach der Stillzeit keine Milch mehr bekommen und mit ihrer natürlichen Kost außerordentlich gesund sind.

Erst der Segen der Zivilisation brachte diesen harmonischen Zustand aus dem Lot.

Der sorglose Umgang des Menschen mit Antibiotika, Insektiziden und Pestiziden spiegelt sich auch in der Milch wieder. Bei Proben in 1700 Geschäften stellte sich 1957 heraus: 11% der Milch enthielt Reste von Antibiotika. Das dürfte heute noch höher sein.

Milch ist nicht das ganz so perfekte Nahrungsmittel wie wir glauben.

Die eben erwähnten Zusammenhänge sollen aber keine Panik erzeugen, sie sollen nur die Verhältnisse einmal ins rechte Licht rücken. Kein Nahrungsmittel soll eine dominante Rolle spielen. Die Zufuhr soll nie größer sein als der Bedarf. Milch und Milchprodukte in Maßen, nicht in Massen, werden niemandem schaden. Als tägliche Menge gibt Prof. Cheraskin zwei Glas Milch an. Diese Menge ist in unserer Zeit mit ihrem hohen Eiweißkonsum vollkommen ausreichend.

Als Alternativen bieten sich heutzutage Hafermilch, Kokosmilch oder Mandelmilch an, die auch als Bio-Produkte in den Supermärkten zu haben sind. Damit kann man sein Müsli am Morgen genauso gut „begießen".

Der nächste Punkt betrifft das Thema Lymphe, jene klare Flüssigkeit, die in den Lymphspalten für den Abtransport der Stoffwechselschlacken sorgt. Zuviel Milch, das ja kein Getränk im eigentlichen Sinn, sondern ein flüssiges Nahrungsmittel ist, verstopft offenbar mit zunehmendem Alter diese Lymphwege, mit der Folge, dass Giftstoffe etc. im Bindegewebe liegen bleiben. Um so schlimmer ist es, wenn diese Menschen außer Milch kaum etwas anderes trinken.

Aus der Naturheilkunde ist die Nahrungsmittelallergie auf Kuhmilch bekannt. Kinder mit ständigen Mandelentzündungen und Erkältungen werden stabiler und weniger empfindlich, sobald die Kuhmilch total aus der Ernährung verbannt wird.

In der Naturheilkunde spricht man von sog. Konstitutionstypen. So gibt es die Lymphatische Konstitution. Das heißt: Die Lymphatischen Organe sind bei ihnen eine genetische Schwachstelle. Diese Menschen haben in der Regel blaue Augen. Bei ihnen ist besonders der übermäßige Konsum von Milch schädlich, da es die Lymphorgane, z.B. die Mandeln oder den Blinddarm in ihrer Funktion stört.

Ein heikles Thema wäre noch die Osteoporose. Im Rahmen dieser Aufklärungsschrift ausführlich darauf einzugehen, wäre zu umfangreich, da viele Faktoren eine Rolle spielen. Osteoporose ist ein Prozess oder eine Erkrankung, die nie aus heiterem Himmel auftritt, sondern immer eine lange Anlaufzeit hat. Meist sind es sogar Jahrzehnte.

Eines steht jedoch fest: Literweise Milch und pfundweise Quark sind der falsche Weg. Sie übersäuern den Körper nämlich. Zum Abpuffern braucht der Organismus wiederum Calcium - woher nimmt er es, aus der Milch. Sie sehen, die Sache beißt sich in den Schwanz.

So einfach wie das Gros der Schulmediziner das Komplexwesen Mensch sieht, ist es nämlich nicht.

Die Eiweißspeicherkrankheiten - Die Eiweißmast

Zu den bisherigen Betrachtungen zum Thema Eiweiß sind noch einige wesentliche Gesichtspunkte hinzuzufügen. Der wichtigste Aspekt basiert auf den Arbeiten und Erkenntnissen von Prof. Wendt, Frankfurt. Er spricht von einer Eiweiß-Mast. Und in der Tat, viele Menschen stopfen und trinken Eiweißmengen in sich hinein, als würden sie jeden Tag hartes Muskeltraining oder sonstige körperliche Schwerstarbeit durchführen.

Ein Schwerathlet, der schwere Gewichte stemmen muß, hat einen völlig anderen Nahrungsbedarf als ein Büromensch am Schreibtisch, der vielleicht nur am Wochenende etwas spazieren geht.

Zum besseren Verständnis muß auf die Anatomie und Physiologie etwas näher eingegangen werden. Das Gewebe wird durch die kleinen Blutgefäße, die Kapillaren, versorgt. Darin befinden sich winzige Poren, durch die die Nährstoffe in ihrer aufbereiteten Form in die Umgebung abgegeben werden.

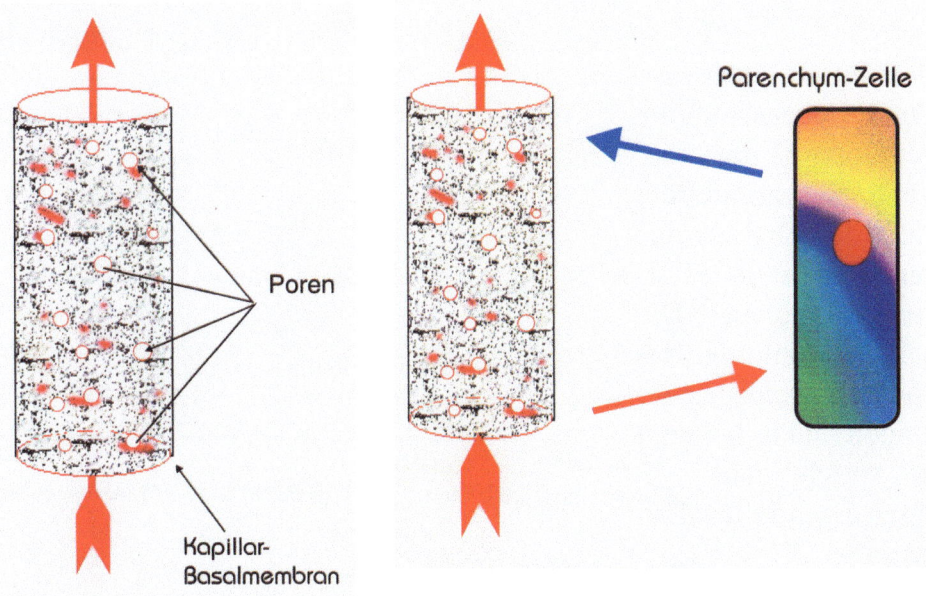

Die beiden Grafiken zeigen das Prinzip der Versorgung der Parenchym-Zellen, das sind die kleinsten Einheiten, die quasi die tägliche Arbeit leisten.

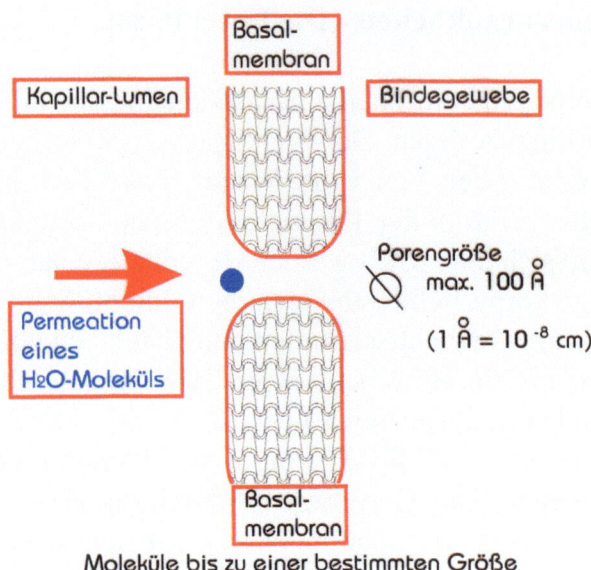

Moleküle bis zu einer bestimmten Größe
(der Größe der Poren) passieren die
Kapillar-Wand ohne Probleme.
Die Permeation ist abhängig vom
Blutdruck.

Die Poren der kleinen Blutgefäße, der Kapillaren, haben eine bestimmte Größe.

Eiweiß, das über das notwendige Maß hinaus zugeführt wird, also nicht für Muskelaufbau etc benötigt wird, lagert sich in den kleinsten Blutgefäßen, den Kapillaren, ab, und zwar an den Innenwänden. Irgendwo muß der Körper es ja deponieren. Damit wird die Wand verdickt, die Wege durch die Poren also länger und der Transport durch die Gefäßwand erschwert. Um die lebenswichtige Versorgung der Gewebe zu garantieren, muß der Organismus nunmehr den Blutdruck erhöhen. Die Schulmedizin, der das Thema Eiweißspeicherungen nicht bekannt ist, spricht dann von einer essentiellen Hypertonie.

Die Folgen sind bzw. können sein:

Arterienverkalkung, Arteriosklerose, Nie-

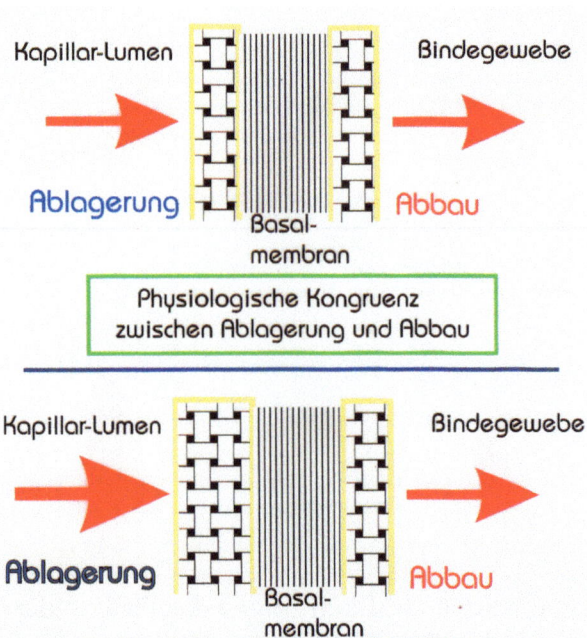

ren-Probleme, Herzkranzgefäßverengun bis hin zum Infarkt.

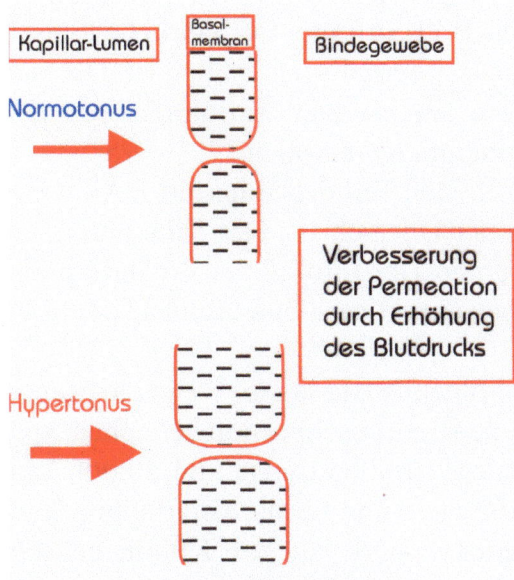

Verbesserung der Permeation durch Erhöhung des Blutdrucks

Die folgenden Grafiken zeigen noch einmal das Problem: Je dicker die Wand, desto schwieriger wird die Versorgung der zu versorgenden Zellen, die um das Blutgefäß herum liegen.

Die Konsequenz daraus ist: Um die Zelle mit der gleichen Anzahl von (lebensnotwendigen) Nährstoffen zu versorgen, erhöht der Körper als Schutzmaßnahme rein reflektorisch den Blutdruck.

Die medikamentöse Behandlung besteht dann aus Blutdrucksenkern.

Prof. Wendt empfiehlt als notwendige Prophylaxe und auch als Behandlung bei einem bereits eingetretenen Problem:

Eiweißfasten.

Das bedeutet: Drastische Reduzierung sämtlicher tierischer Eiweiße wie Fleisch, Wurst, Käse, Milchprodukte, Eier, in gewissem Rahmen auch Fisch. Besonders schädlich sind Meeresfrüchte wie Hummer, Langusten, Shrimps, Muscheln, Austern und Krabben. Diese Luxus-Nahrungsmittel stellen regelrechte „Eiweiß-Bomben" dar.

Nach neuesten Meldungen (WamS vom 13.1.2013): Jeder

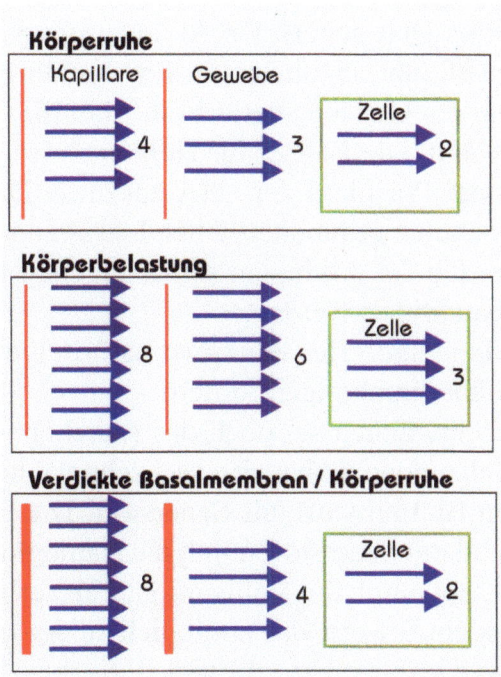

Deutsche ißt in seinem Leben im Durchschnitt 1094 Tiere (945 Hühner, 46 Schweine, 46 Puten, 37 Enten, 12 Gänse, 4 Rinder und 4 Schafe). Das besagt eine Studie u.a.der Heinrich-Böll-Stiftung. Der jährliche Fleischkonsum liegt bei rund 60 Kilogramm. Ebenfalls bedenklich ist: Deutschland liegt mit ca 170 Milligramm eingesetzter Antibiotika pro Kilo erzeugtem Fleisch in einer Skala ziemlich weit oben.

In einem Artikel im wissenschaftlichen Teil der Frankfurter Allgemeinen vom 7. Mai 2008 heißt es in der Überschrift: Der Salat zum Steak schützt vor Herzkrankheiten, darunter: Der Einfluß der Ernährung wird etwas klarer: Vegetarische Kost bewahrt Blutgefäße offenbar direkt vor Schäden.

Im Internet fand ich vor kurzem folgende Aussagen: Wenn ein Mensch zwei Wochen lang auf seine tägliche Rindfleischportion verzichtet, spart man 60 Kilogramm CO^2 und andere Treibhausgase und 20.000 Liter Wasser (die anfallen würden für die Tiere und für die Verarbeitung). Ein Kilo Rindfleisch belastet das Klima so stark wie 250 Kilometer Autofahrt.

Sicher hat der eine oder andere von Ihnen schon einmal etwas von der Atkins-Diät gehört. Dr. Atkins propagiert(e) viel Fleisch und tierisches Eiweiß, um abzunehmen. Eine gefährliche Meinung! Denn damit tritt zwar ein Gewichtsverlust ein, aber die Gefäße leiden darunter wie eben erwähnt. Die Folgen für Herz und Kreislauf sind eklatant. Ein noch lebender Präsident der USA hat diese Diät versucht – er mußte sie aber aus akuten gesundheitlichen Erwägungen (Herz!) schnell wieder aufgeben. Ob Dr. Atkins an seiner eigenen Diät gestorben ist, konnte nicht genau eruiert werden.

Mangelnde Bewegung ist natürlich ebenfalls einer der Faktoren, die Gefäßerkrankungen fördern.

Zu erwähnen sei noch das Rauchen. Das beim Rauchen entstehende Kohlenmonoxid hat eine sechzehnmal höhere Affinität zum Hämoglobin, dem Blutfarbstoff, als Sauerstoff. Die Folge: Der Körper wird unzureichend mit Sauerstoff durch die Hämoglobin-Blockade versorgt. Zugleich entsteht durch die Kohlenmonoxid-Verbindung mit dem Hämoglobin erneut ein Eiweiß, das zusätzlich zu den anderen Problemen beiträgt.

Wer also raucht und viel tierisches Eiweiß ist, lebt also gefährlich.

Das gilt wohl für die meisten Menschen.

Aber wie immer gibt es auch Ausnahmen, z.B. unseren ehemaligen Bundeskanzler Helmut Schmidt, der dem Nikotin exzessiv frönte. Leider, besonders im Fernsehen, kein gutes Beispiel für die Jugend und für andere Raucher.

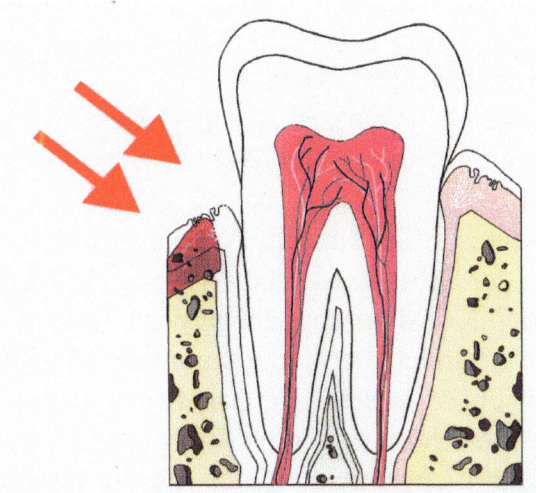

Das Zahngebiet ist ein Terminalstromgebiet.

Verschlechterungen der Transitstrecke führen zu Erkrankungen und Funktionseinschränkungen der funktionell stark beanspruchten Parodontal-Gewebe.

Im Zusammenhang mit diesem Thema wäre auch noch die Parodontose zu erwähnen, vor der sich ja so viele Menschen fürchten, denn Zahnverlust durch wacklige und lockere Zähne zieht in der Regel immer eine Reihe von Folgemaßnahmen und vor allem auch Kosten für Zahnersatz nach sich.

Eigene Zähne werden im Allgemeinen häufig gebraucht - eine Prothese ersetzt die eigenen Zähne nur bedingt.

Im Grunde gelten für die Zähne und das Zahnbett die gleichen Regeln: Zuviel Eiweiß führt zu einer Verschlechterung der Versorgung des Zahnbettes (manche nennen es etwas mechanistisch Zahn-Halte-Apparat!) und damit zum Schwund von Knochen und Gewebe und zur Erhöhung der Infektionsgefahr des Zahnfleisches.

Die Droge Coffein

Eine Vielzahl von Nahrungsmitteln wurde mit seinen negativen Auswirkungen angeführt. Neben diesen gibt es noch eine Reihe von Stoffen, die eigentlich keine Nährstoffe sind. Der häufige Gebrauch hat sie uns aber so vertraut gemacht, dass wir sie nicht mehr als das betrachten, was sie ihrer Natur nach sind, nämlich Drogen.

Dazu zählen Kaffee, Tee, Nikotin und Alkohol. Sie haben gewisse erwünschte Auswirkungen auf unser Nervensystem, nämlich die angestrebte Drogenwirkung.

Kaffee und Tee enthalten Coffein, das die Nebennierenrinde zur erhöhten Tätigkeit anregt. In der Leber wird dann Glykogen in Traubenzucker umgewandelt, der in den Kreislauf abgegeben wird. Darum macht eine Tasse Kaffee munter. Es handelt sich jedoch um eine trügerische Munterkeit, wie wir gleich sehen werden. Die Bauchspeicheldrüse wird angeregt, diesen Glukoseüberschuß wieder in Glykogen umzuwandeln. Das produzierte Insulin kann nicht unterscheiden, ob die Glukose aus der Nahrung stammt oder durch Coffein mobilisiert wurde. Häufiger Kaffeegenuß reduziert die Wirksamkeit der Drüsen, oft fühlt man sich danach müder als vorher. Ergebnis: Man greift zur nächsten Tasse Kaffee.

Die Auswirkungen des Coffein ähneln denen des Zuckers. Ein Coffeinsüchtiger greift immer wieder zu seiner Droge, um sich fit zu machen und strapaziert das ausgeklügelte Steuerungssystem des Körpers bis hin zu diabetischen Formen.

Magenkranke sollten Coffein meiden. Es kann Magengeschwüre verursachen. Coffein erhöht die Magensaftproduktion. Folgt dem Kaffee keine Mahlzeit, so kann sich die Aktivität der Magensäfte gegen die Magenschleimhaut selbst richten - Anfangsstadien des Magenulcus.

Der Kaffeeverbrauch steigt ständig und kann neben den industriell veränderten Kohlenhydraten für das Ansteigen der chronischen Erkrankungen verantwortlich gemacht werden.

Schwarzer Tee in Mengen und Cola-Getränke haben die gleichen Auswirkungen. Im Unterscheid zum Kaffee hat Tee aber keine negative Auswirkung auf die Gallenblase. Das liegt an den Röstprodukten im Kaffee, die Gallenblase verträgt nicht allzu stark Gebratenes und Geröstetes.

Nikotin - die schleichende Gefahr

Über Nikotin und seine schädlichen Auswirkungen ist viel diskutiert und geschrieben worden. Einige Details seien aber noch erwähnt.

Der Tabakkonsum nimmt nicht ab. Der Abschreckungseffekt operativer Verstümmelungen nach Tumoren ist nur gering. Auch die ständige Erhöhung der Tabaksteuer und die damit verbundene Verteuerung der Zigaretten sowie die auf den Zigarettenschachteln angebrachten Hinweise und Bilder verpuffen offenbar wirkungslos. Die Anzahl der Tabak-Abusus-Frührentner ist nur schwer zu ermitteln.

Nikotin erhöht den Blutdruck. Die peripheren Gefäße verengen sich: daher haben Kettenraucher eine ungesunde blasse Gesichtsfarbe. Mund- sowie Kehlkopf- und Lungenkrebs treten bei Rauchern in erhöhtem Maß auf.

Auf eine weitere negative Auswirkung des Rauchens bin ich im Kapitel Eiweißspeicherkrankheiten eingegangen.

Nikotin hat weiterhin die Eigenschaft, das lebenswichtige Vitamin C zu zerstören (pro Zigarette ca. 25 mg!)

Nikotin ist ein so starkes Gift, dass bereits der Aufguß zweier Glimmstengel tödlich sein kann.

Einen positiven Effekt hätte die Reduzierung des Rauchens überall auf Strassen und Plätzen: Es liegen nicht mehr so viele Zigarettenkippen herum, die die Raucher rücksichtslos liegen lassen. Auch sie stellen eine Belastung für die Umwelt dar.

Alkohol und Alkoholismus

Ein anderes großes Problem unserer Zeit ist der Alkoholismus. Nicht der Tropfen ist gemeint, der der geselligen Unterhaltung dient, sondern das exzessive, zum sinnlosen Rausch führende Trinken. Vor allem bei Jugendlichen gibt es das sogenannte Koma-Saufen, das bei vielen schon zum Tod geführt hat.

Alkohol hat eine dämpfende Wirkung auf das Zentralnervensystem. Die Reflexe sind verlangsamt, die Aufmerksamkeit läßt nach, die Beobachtungsgabe ist reduziert.

Beim Menschen stört Alkohol ähnlich wie Coffein und Nikotin den Vitaminmetabolismus. Die Leber kann nur erschwert Provitamin A in Vitamin A umwandeln. Der Vitamin-B-1-Stoffwechsel wird ebenfalls sabotiert, worauf die Nervensymptome beim akuten Alkoholismus beruhen.

In Maßen genossen sind die Auswirkungen des Alkohols auf den Blutzuckerspiegel geringer als von Zucker oder Kaffee. In Mengen bringt der Alkohol die eingespielte körpereigene Kontrolle durcheinander. In Sprüchen wie „Ein Gläschen in Ehren kann niemand verwehren" und „Zwischen Leber und Milz paßt immer noch ein Pils" zeigt sich eine humorvolle Verharmlosung der Dinge.

Tiere haben einen Instinkt für Gesundheit. So berichtet Prof. Cheraskin über einen interessanten Versuch mit Ratten: Ein Rattenkäfig enthielt ein Gefäß mit Wasser und eins mit Whisky. Fütterte man die Ratten mit der normalen, an raffinierten Kohlenhydraten reichen US-Normalkost, so tendierten die Ratten mehr zum Whisky. Gab man ihnen Kaffee, so wurde der Whisky-Durst noch größer.

Bei einer gesunden Vollwertkost verloren die Ratten das Interesse am Alkohol und tranken Wasser.

Alkoholgenuß läßt sich nicht immer vermeiden, will man nicht zum Außenseiter abgestempelt werden. Man muß aber nicht alles trinken.

Vermeiden Sie harte und hochprozentige Alkoholika.

Bier in Maßen schadet nicht. Eine groß angelegte Studie auf Hawaii ergab: Bier schützt vor dem Herzinfarkt. Dazu einer der Forscher, Dr. Kogan: Drei Biere pro Tag bieten den optimalen Schutz. Jedes weitere Glas vermindert die Schutzwirkung und hebt sie schließlich ganz auf.

Beim Wein halten Sie sich möglichst an den trockenen Wein. Die widerlich süßen Weine, die jahrelang als einzig unter den Weinen galten, sind zum Glück auf dem Rückzug. Auch der deutsche Weinkenner hat endlich seit vielen Jahren den trockenen Wein entdeckt.

Um die Beschreibung halbtrocken zu vermeiden, hat man sich auf den Ausdruck „feinherb" geeinigt.

Achten Sie auf verbrämte Umschreibungen wie lieblich, feine Süße, edle Fruchtsüße, rund, vollmundig usw. - sie verraten Ihnen nur, dass am Zucker nicht gespart wurde. Manche sind vom Likör kaum zu unterscheiden.

Gesalzen oder versalzen?

Das beste Beispiel für den unmäßigen Ge- und Verbrauch eines Minerals ist das Kochsalz oder Natriumchlorid. Der Tag beginnt mit einem viel zu gesalzenen Frühstücksei. Bei vielen Köchen hat das Salzgefäß eine innige Freundschaft mit dem Kochtopf. Der alte Spruch „Salz und Brot macht Wangen rot" trägt auch nicht gerade zur Reduzierung des starken Kochsalzkonsums bei. Dabei benötigen wir, von stark schweißtreibenden Anstrengungen einmal abgesehen, pro Tag nur etwa 5 g. Der durchschnittliche Bundesbürger verzehrt jedoch ein Vielfaches davon, etwa vier bis fünf Teelöffel pro Tag.

Das Schädliche am Kochsalz ist das Natrium, das für hohen Blutdruck verantwortlich gemacht wird. Als Folgen treten Nierenversagen, Schlaganfälle und Koronarerkrankungen auf. Salzarme Kost ist also in vielen Fällen der erste Schritt einer wirksamen Therapie. In jedem Fall erheblich billiger als bluthochdrucksenkende Medikamente. Salz ist nämlich in sehr vielen Nahrungsmitteln enthalten, die meistens für unsalzig gehalten, werden z.B. Brot, Teigwaren, Fleisch und Fisch. Übergroße Mengen Salz enthalten Salzbrezeln, Salzstangen, Konservenkost, gepökeltes Fleisch, Schinken, Schmelzkäse und gesalzene Butter.

Durch eine normale Kost wird unser Natrium-Bedarf ausreichend gedeckt. Das Fatale am Kochsalz ist die Gewöhnung des Menschen an hohe Dosen. Von Natur aus besitzt der Mensch die Fähigkeit zu feinen Geschmacksunterschieden. Köche, die hinter hohen Salzprisen ihre Unfähigkeit zu einem wohlausgewogenen Abschmecken der Speisen verbergen, haben unsere Geschmacksnerven korrumpiert. Diese Phantasielosigkeit überdeckt den natürlichen Eigengeschmack der Nahrungsmittel.

Zum Trost sei vermerkt: Ein natürlicher Geschmack läßt sich bei einer schonenden Salzung der Speisen wiedergewinnen. Salz, das im eigentlichen Sinne kein Gewürz ist, sollte durch das breite Gewürz- und Kräuterspektrum, das jetzt bei uns erhältlich ist, ersetzt werden. Die Kunst des Kochens liegt in einer harmonischen Zusammenstellung möglichst frischer Zutaten und in der Fähigkeit, den Eigengeschmack der Nahrungsmittel hervorzuheben und durch entsprechende Gewürze abzurunden.

In der Frankfurter Allgemeinen erschien unter der Rubrik Natur und Wissenschaft am 15.4.20 der Artikel „Salz in der Abwehr".

Das Stresshormon Kortison und seine Famile, die Glukokortikoide, unterdrücken nicht nur Entzündungen. Liegen sie in erhöhten Mengen vor, dann dämpfen sie auch die Abwehrkräfte. Eine salzreiche Kost führt zu einer vermehrten Ausschüttung von Glukokortikoiden, wodurch das Abwehrsystem geschwächt wird. Und zwar werden die sog. neutrophilen Granulozyten (weiße Blutkörperchen) geschwächt, die die Aufgabe haben, schädliche Eindrinlinge wie Bakterien und auch Viren zu eliminieren.

Bei Versuchen am Menschen, die pro Tag sechs Gramm Kochsalz in Tablettenform bei gleichbleibenden sonstiger Ernährung zu sich nahmen, zeigten sich nach vorherigen Versuchen an Mäusen der gleiche Effekt. Zur Untermalung war der Artikel mit einem ganzen „Bündel" von Salzstangen in der Überschrift drapiert.

Die Konsequenz aus diesen Versuchen: Das Kochsalz, so wichtig es ist, nur in Maßen anwenden, schon morgens am Frühstücksei anfangen!

Lebensmittelzusätze

Lebensmittelzusätze wie künstliche Farbstoffe, Weichmacher (wenn ein Lebensmittelkonzern ein Eis auf den Markt bringt, das selbst bei minus 20°C noch portionierbar ist, sollte man nachdenklich werden!) und Konservierungsmittel dienen in keinem Fall dem Konsumenten, allenfalls dem Produzenten. Frisch zubereitete Lebensmittel sind immer natürlich. Wir müssen davon abgehen, knallfarbenen, aufgedonnerten Artikeln den Vorzug gegenüber bescheidenen Aschenputteln zu geben.

Feinkostgeschäfte müssen vernünftig ihren Tagesbedarf kalkulieren, um ihre Produkte frisch verkaufen zu können. Die in PVC-Schachteln mit zig Konservierungsstoffen und exotischen Namen versehenen Salate sollte der Verbraucher links liegen lassen.

Roh oder gekocht - die Gretchenfrage?

Noch unerwähnt bleiben soll der Unterschied zwischen rohen und gekochten Nahrungsmitteln. Wie jedermann weiß, geht durch den Kochprozeß und der damit verbundenen Hitzeeinwirkung ein großer Teil der Vitalstoffe verloren.

Am eindrucksvollsten sind die Ergebnisse von Pottenger und Simonssen, die an Katzen 20 Jahre lang über 8 Generationen Versuche anstellten.

Die ersten Versuche deckten den Unterschied zwischen roher Kost (rohe Milch, rohes Fleisch) und gekochter Nahrung auf. Bei roher Nahrung blieben die Katzen gesund und pflanzten sich fort. Bei gekochter Nahrung wurde die Fortpflanzung gestört. Von der dritten Generation an überstand kein Tier mehr den sechsten Lebensmonat.

Bei weiteren Versuchen wurden rohe und pasteurisierte Milch, gesüßte Kondensmilch und Trockenmilch gegenüber gestellt. Bei der Verfütterung der veränderten Milch waren die Folgen erschütternd. Bei pasteurisierter Milch traten bei den Weibchen verminderte Gebärfähigkeit und Knochenveränderungen auf. Die Jungen entwickelten sich anormal: Die Skelett-, Kiefer- und Gebissbildung war gestört.

Verblüffende Ergebnisse zeigten die Katzenkäfige. Die Katzen wurden in getrennten Gehegen auf Brachboden gehalten. In den Gehegen, in denen die Katzen Rohfleisch und Rohmilch bekamen, spross bald reichliches Unkraut, bei Kochkost blieb der Boden brach. Eingepflanzte Bohnen ergaben bei Rohnahrung der Tiere hochkletternde Pflanzen, weniger gute bei pasteurisierter Milch, noch schlechtere bei Trockenmilch. Bei gesüßter Kondensmilch wuchs nichts.

Wohlgemerkt: Es handelte sich bei allem um katzenspezifische Nahrung.

Leider wurden die Ergebnisse damals totgeschwiegen.

Aber wie bei allen Hinweisen gibt es auch hier Einschränkungen. In der Apotheken-Umschau 10/09 erschien ein Artikel mit der Überschrift: Wenn gesunde Ernährung krank macht.

Obst, Milch und (frisches) Brot rufen bei manchen Menschen Blähungen oder Durchfall hervor. Manche Menschen vertragen zuviel Fruktose (Fruchtzucker) nicht.

Bei Milchprodukten liegt bei vielen Menschen eine Unverträglichkeit von Milchzucker (Laktose) vor. In diesen Fällen ist offenbar zu wenig vom Enzym Laktase vorhanden, so dass der Milchzucker nicht völlig verdaut wird und daher im Dickdarm zu Blähungen führt. Es gibt aber Mittel, die zu einer Verbesserung der Laktose-Intoleranz führen.

Wie man sieht: Man kann nicht alle Menschen über einen Kamm scheren. Rohkost beispielsweise in ihrer Rohheit ist nicht für jeden Menschen verträglich. Ich habe erlebt, dass Patienten aus Kliniken mit Rohkost-Ernährung kränker nach Hause kamen als zuvor. In solchen Fällen gilt: Vorsichtig ausprobieren, ob es für einen selbst verträglich ist. Nach langer Normalkost kann man nicht erwarten, dass Pankreas und Dünndarm sich sofort auf die neue Versorgung umstellen.

Ein wichtiger Aspekt wäre noch: Wer einen empfindlichen Magen oder Darm hat, sollte Rohes nicht zu spät am Abend essen. Denn durch die späte Verarbeitung / Verdauung dieser Rohkost kann unter Umständen der Schlaf beeinträchtigt werden.

Gesunde Kost soll auch gut schmecken

Das Studium der vorangegangenen Seiten wird Sie sicher zu einem Stoßseufzer veranlaßt haben: Um Himmels willen, was soll man eigentlich noch essen? In wenigen Worten zusammengefaßt die Antwort: Vermeiden Sie nach Möglichkeit Nahrungsmittel, die einer industriellen Bearbeitung unterzogen worden sind und die chemische Zusätze enthalten.

Je weniger die Nahrung behandelt wurde, desto weniger bedürfen Sie später einer Behandlung.

Machen Sie sich von dem Gedanken frei, dass gesunde Kost nicht gut schmecke und sogar Enthaltsamkeit an kulinarischen Genüssen bedeute. Die Schmackhaftigkeit hängt von der Kunst des Zubereitens ab. Pfeffer, Petersilie und Schnittlauch sind nicht die einzigen Gewürze, Kochsalz schon gar nicht.

Die Kunst des Zubereitens verlangt Ideen und Einfallsreichtum von Ihnen. Sollte es einem intelligenten Menschen nicht Freude bereiten, bei der Flucht aus täglicher Routine diese Herausforderung anzunehmen?

Um nicht mißverstanden zu werden: Es sollen nur Akzente gesetzt werden. Die Ernährung ist nicht alles. Auch die Gesundheit ist nicht alles. Aber ohne Gesundheit ist alles nichts.

Aus Übersichtsgründen wollen wir die Nahrungsmittel in zwei Gruppen einteilen: lebenswichtige und schädliche. Diese Einteilung ist eine Hilfe bei der Einkaufsplanung und beim Einkauf selbst.

Zu den lebenswichtigen Nahrungsmitteln zählen:
Vollkorngetreide, Vollkornbrot, Vollkornprodukte
Nur das Vollkorn enthält die bereits beschriebene Zusammensetzung der komplexen Kohlenhydrate mit Proteinen, Fettsäuren und Begleitstoffen (Vitamin-B-Komplex, Vitamin E, Vitamin K, Mineralien wie Phosphate, Kalium, Calcium, Magnesium, Spurenelemente wie Eisen, Mangan, Fluor, Jod, Kobalt, Zink u.a.) Die komplexen Kohlenhydrate des Vollkorns werden im Darm langsam aufgeschlüsselt und erzielen einen gleichmäßigen Blutzuckerspiegel. Weizen, Hafer, Roggen, Gerste, Reis - sie sind die natürlichen Lieferanten. Sie sollten am besten aus biologischem Anbau stammen, d.h. ohne Kunstdünger, ohne Insektizide und ohne Pestizide und sollten noch keimfähig sein. Nur keimfähiges Ge-

79

treide lebt noch; die Probe kann man unschwer selbst nachvollziehen. Man benötigt dazu nur etwas Wasser, das gerade den Boden eines Gefäßes bedeckt. Nach ungefähr 24 Stunden zeigt sich beim gesunden Getreide der Keim.

Um die harten Getreidekörner für die Nahrungsaufnahme vorzubereiten, gibt es mehrere Möglichkeiten. Man kann sie schroten, einweichen und als Frischkornbrei verzehren. Für die Erhaltung der Vitalstoffe ist es unerläßlich, das geschrotete Korn sofort in Wasser einzuweichen, um die Berührung mit dem oxydierenden Luftsauerstoff auf ein Minimum zu beschränken. Der Frischkornbrei, mit Früchten, Nüssen, Zitronensaft, Sahne oder Milch ergibt ein hervorragendes Frühstück, das den Start in den Tag erleichtert. Das Frühstück ist die wichtigste Mahlzeit des Tages. Die Leistungsfähigkeit am Nachmittag ist entscheidend durch die Art des Frühstücks geprägt.

Sämtliche Getreide müssen mindestens eine Stunde eingeweicht werden. Eine Ausnahme bildet der Hafer, er kann sofort nach der Schrotung genossen werden.

Eine zweite Möglichkeit, Getreide zu sich zu nehmen, besteht darin, sie keimen zu lassen. Die gekeimten Körner kann man mit Zusätzen vermischen oder einfach wie Nüsse unter den Salat geben. Man sollte die Dinge wenigstens einmal ausprobieren. Nicht jeder hat die Zeit und die gute Absicht, Vollkorngetreide in den eben geschilderten Zubereitungen zu sich zu nehmen. Aber als Kompromiß gelten auch Bio-Müsli, Hirse- und Dinkelflocken als fertiges Produkt mit Früchten, Nüssen sowie Sonnenblumenkernen, Kürbiskernen, Pinienkernen und Kokosflocken.

Aus gemahlenem Getreide wird Brot gebacken. Sicher haben Sie schon festgestellt, dass beim Brot große Unterschiede bestehen. Vom hellsten bis zum dunkelsten Brot gibt es zig Nuancierungen. Ist nun ein Brot wertvoller, wenn es dunkler ist? Der Wert eines Brotes hängt nicht von der Farbe ab, sondern von den Zutaten und der Zubereitung. Die Grundlage jedes gesunden Brotes ist das frisch gemahlene und sofort verbackene Korn. Nur so wird ein Höchstmaß an Erhaltung der wertvollen Bestandteile gesichert. Viele Bäcker verwenden für ihr sogenanntes Vollkornbrot gelagerte Schrote, die aber in ihrem gesundheitlichen und geschmacklichen Wert mit dem aus frisch geschrotetem Korn gebackenen Brot in keiner Weise konkurrieren können.

Die leichte Verderblichkeit des gemahlenen Getreides führte zur Entwicklung der keimlosen Auszugsmehle, die die Lagerhaltung der Bäcker vereinfachte. Die gesundheitlichen Negativfolgen stellten sich erst später heraus. Prof. Kollath hat in Versuchen die Gesundheitsgefährdung der Auszugsmehle nachgewiesen, indem er Ratten ausschließlich damit fütterte.

Sollten Sie keinen geeigneten Bäcker in Ihrer Nähe haben, so backen Sie doch einfach ihr eigenes Brot. Man benötigt dazu eine Getreidemühle, Vollweizen und Vollroggen, Hefe, Wasser, eine Knetmaschine, einen Heißluftherd und eine Anleitung. Sie werden erstaunt sein, mit welcher Begeisterung Ihr erster Versuch von Ihrer Familie aufgenommen wird.

Das Brot wird im ca. 200°C heißen Ofen gebacken.

Durch den hohen Wassergehalt steigt die Temperatur im Inneren nie mehr als bis auf 95°C, so dass fast alle Vitalstoffe erhalten bleiben. Zusätzlich zum Vollkornbrot müssen Frischkornbrei oder die leicht angekeimten Getreidekörner die Nahrung ergänzen, um den leichten Verlust an Vitalstoffen zu ersetzen. Auch Brötchen, Kuchen, Gebäck und Kekse können mit Vollkorn gebacken werden. Sie unterscheiden sich durch die geringe Honigsüße wohltuend von der aufdringlichen Süße vieler Gebäckstücke.

Was heute in den meisten Bäckereien geschieht, ist geradezu grotesk. Viele Bäcker wissen überhaupt nicht mehr, was in den verschiedenen Fertigmischungen für irgendwelche Backwaren enthalten ist.

Ein Bericht im Fernsehen und ein Artikel in der Zeitschrift „Stern" (Titel: Unser kläglich Brot gib uns heute) deckten die ganze Malaise auf. Wüßten viele Konsumenten, dass der Bäcker Ihnen bis zu 20(!) verschiedene Substanzen, vom Antioxidationsmittel bis zum Antipilzmittel, ins Brot schüttet, sie würden es nur noch im Notfall anrühren.

Beim Wein nennt man so etwas panschen.

Die Chemie läßt herzlich grüßen.

Um dieses Kapitel etwas positiv abzuschließen: Es gibt in Deutschland bereits eine Reihe von Sterne-Köchen, die ein vegetarisches Menu mit hervorragenden Zutaten anbieten.

Obst und Früchte

Die Produktpalette der Natur bietet eine reichhaltige Auswahl. Obst und Früchte sollten nach Möglichkeit roh gegessen werden, nicht als Kompott und in keinem Fall in Dosen oder als Eingemachtes. Nur in rohem Zustand bleibt der biologische Wert erhalten. Bei der Dosenware wird den Früchten erheblich Zucker zugesetzt. Es erscheint geradezu paradox, als Konzession an einen pervertierten Geschmack die süßen Früchte nochmals zu süßen. Früchte bilden einen Bestandteil des Frischkornbreis. Nach dem Essen sind sie anstelle von Pudding vorzüglich. Man kann sie mit Sahne noch etwas verfeinern. Geschmacklich hervorragend ist der Zusatz der auch in Deutschland immer beliebter werdenden Creme fraiche, aber wegen des Fettgehaltes nur in geringen Mengen.

Gemüse

Einmal am Tag sollten Salate aus rohen Blatt- und Wurzelgemüsen auf den Tisch kommen. Gemüse sind wichtige Eiweißlieferanten. Kombinationen von Sojabohne und Weizen oder Kichererbse und Weizen stellen ideale, sich ergänzende Nahrungskomponenten dar.

Alle Gemüse verlieren durch den Kochvorgang, und sei es im Drucktopf mit kurzen Garzeiten, erheblich an Vitalstoffen. Vitamine werden durch den Kochvorgang zerstört und Mineralien ans Kochwasser abgegeben.

Zieht man in Betracht, dass vom Ernten über den Händler bis in die eigene Küche eine geraume Zeit vergeht, die den wertvollen Bestandteilen abträglich ist, so bietet sich das Zubereiten roher Gemüse als Alternative an, um nicht noch mehr Vitalstoffe zu verlieren. Selbst das Blanchieren ist mit Verlusten verknüpft, aber bei Gemüsen für eine Beilage besser als lange Kochzeiten. Wer einmal die verschiedenen Gemüse im Rohzustand oder als Salat zubereitet gegessen hat, lernt wieder den feinen Eigengeschmack kennen und schätzen, der sich allzu oft hinter Salz verbirgt.

Als Zutaten zu den kleingeschnittenen oder geraspelten Gemüsen bieten sich an: Nüsse aller Art, Pinien-, Walnuß- und Sonnenblumenkerne, frisch gemahlener Leinsamen, Kokosflocken, ungesüßte oder saure Sahne, Dickmilch, kaltgepreßte Öle wie Rapsöl, Distelöl, Leinöl, Nußöl, Olivenöl, Sonnenblumenöl. Zum Abrunden des Geschmacks eignen sich ferner Zitronensaft, Obstessig, Sherryessig, Balsamicoessig, sämtliche

Gewürze und Kräuter. Sind Gemüse aus biologischem Anbau nicht auf dem Markt, so ist es besser, normale Gemüse zu nehmen als gar keine. Im Winter können es auch tiefgefrorene sein, da durch das Schockeinfrieren ein Großteil der Vitamine etc. erhalten bleibt.

Kartoffeln sind am gesündesten, wenn sie mit der Schale gekocht und verzehrt werden. Man sollte dann aber gewiss sein, dass diese Kartoffeln aus biologischem Anbau stammen.

Empfehlenswert ist es, sich jeweils am Angebot der Jahreszeit zu orientieren und den Markt zu studieren. Die Franzosen bezeichnen es als „Cuisine du marché" - eine flexible Küche je nach Marktangebot.

Leider greifen viele Bundesbürger zur Gemüsekonserve. Sie ist billig, bequem zu verarbeiten, man braucht nichts zu schälen und zu putzen. Vielleicht ist die Berufstätigkeit vieler Ehefrauen daran schuld.

Eier

Das tierische Eiweiß in Form von Eiern wird von vielen gemieden. Der Grund liegt in dem Trugschluß, das enthaltene Cholesterin würde den Blutspiegel erhöhen. Achtzig Prozent des Cholesterins im Blut wird vom Körper selbst erzeugt, z.B. durch die Leber. Die Eigenproduktion ist das sicherste Indiz für die Notwendigkeit. In der Tat ist Cholesterin, wie schon erwähnt, eine wichtige Substanz für den Aufbau der Zellmembranen und dient als Ausgangsmaterial für Gallensäuren und einige Hormone. Es wird aus Bestandteilen der Kohlenhydrate, Eiweiße und Fette synthetisiert. Nur zwanzig Prozent des Blutcholesterins kommen direkt aus der Nahrung. Ein Ei pro Woche schadet also nicht, da das Eiweiß von hohem biologischem Wert ist.

Wegen des hohen Eiweißgehaltes ist natürlich von einem täglichen Konsum abzuraten.

Eine kritische Frage ist natürlich: Wo kommen die Eier her? Stammen sie von Hühnern aus den Legebatterien? Oder gar aus dem Ausland, wo die gesetzlichen Bestimmungen nicht so rigide sind? Im Supermarkt sollte die Qualität gekennzeichnet sein.

Fisch, Geflügel, Fleisch

Alles Leben kommt aus dem Meer. Bei einer bekömmlichen Kost sollte daher das leicht verdauliche Fischeiweiß nicht fehlen. Aber nicht nach alter Sitte dick paniert, scharf gebraten oder mit dicken Pampsoßen, sondern unpaniert und kurz im Dampftopf gegart.

Nicht gemeint sind damit die Meeresfrüchte, Shrimps, Garnelen, Krabben, Hummer, Muscheln, Austern etc. Eigenartigerweise besteht bei vielen Menschen gegen diese geballten Eiweißbomben eine Nahrungsmittelallergie.

Geflügelfleisch ist zu empfehlen, wenn es von freilaufenden, natürlich aufgezogenen Tieren stammt und nicht aus den Massenkäfigen der Schnellmastanstalten. Über das Kalbfleisch ist bereits einiges gesagt worden. Wenn man nicht genau weiß, wo es her kommt, macht man besser einen Bogen herum. Oft schmeckt es nachgerade wie aus der chemischen Retorte. Auf manchen Märkten findet man inzwischen auch in Deutschland sogar das Geflügel aus der Bresse.

Als kleines persönliches Erlebnis - In früherer Zeit, als ich mich noch nicht mit den Gefahren der Ernährung befaßt hatte, waren wir in Frankreich in einigen Sterne-Restaurants eingekehrt. Vieles habe ich vergessen, aber immer noch denke ich an ein kleines, einfaches Restaurant in der Bresse, einem Gebiet in der Nähe von Lyon. Der Chef im Service, die Ehefrau in der Küche: Es gab ein Poulet á la Crême (de Bresse): Wir schwärmen noch immer davon!

Das Rindfleisch ist ebenfalls ins Gerede gekommen. Innereien kann man heutzutage gegenüber früher kaum empfehlen - zu stark sammeln sich in ihnen die ganzen Umweltgifte. Der viele Rindfleischverzehr in der westlichen Welt (besonders in Argentinien und den USA) hat natürlich auch Folgen für das Klima. Immer mehr Wald wird in Südamerika abgeholzt, um Weideland für die Rindfleischzucht zu schaffen. Wer also persönlich etwas für das Klima tun möchte, sollte auch daran denken.

Die vor einiger Zeit aufgetretene Seuche, der Rinderwahnsinn, lud ebenfalls nicht gerade zum Verzehr von Rindfleisch ein. Durch Importe aus Drittländern ist heute die eigentliche Herkunft kaum noch nachvollziehbar.

Gegrillte und scharf gebratene Fleischsorten können durch Bildung von Nitrosaminen im Darm als Auslöser von Darmkrebs angesehen werden.

Schweinefleisch gilt dem Koran nach als unrein. Auch im Judentum ist Schweinefleisch verpönt. Überlieferte Vorschriften haben meistens einen Kristallisationskern, aus dem sich diese Gesetze und Vorschriften ableiten. Vor kurzem stellte sich bei einigen Proben in Lebensmittelgeschäften und Supermärkten heraus, dass Schweinemett mit antibiotikaresistenten Keimen verseucht war.

Anhänger der Naturheilkunde und der Homöopathie lehnen den Genuß von Schweinefleisch wegen der Bildung sogenannter Sutoxine (Giftstoffe im Fleisch) ebenfalls ab. In diesen Sutoxinen spiegeln sich auch der Stress wieder, den die Tiere beim Töten erleben. Sie spüren offenbar das ihnen bevorstehende „Schicksal". Darauf wies der Begründer der Firma Heel, Dr. Heinrich Reckweg, bereits vor vielen Jahren hin.

Wenn immer möglich, sollte der Verbrauch von Schweinefleisch und der daraus hergestellten Produkte wie Wurst, Schinken, Würstchen etc. eingeschränkt werden. Sollten Sie aber gerade einmal in Bayern Urlaub machen und trotz aller guten Vorsätze sich an Schweinsbraten mit Semmelknödeln oder an gebräuntem Leberkäs mit Spiegelei laben, so genießen Sie es von Herzen - um dann zu Hause wieder „normal" zu essen.

Ab und zu schadet auch eine Kombination von tierischem und pflanzlichem Eiweiß nicht. Empfehlenswert ist ein frisch angemachter Rohkostsalat vor jeder Mahlzeit. In vielen Fällen bringt das Absetzen jeglichen tierischen Eiweißes und das totale Umschwenken auf pflanzliche Ernährung aus Frischkost und Getreideprodukten ungeahnte Erfolge. Viele Ärzte haben auf diese Art und Weise so manchen Kranken geheilt, für den die Schulmedizin keine Lösung außer Cortison und ähnlich schweren Geschützen im Angebot hatte. So ergibt eine Mischung aus Leguminosen (zB Erbsen) und Getreide eine gute Einweißmischung.

Milch, Milchprodukte, Käse

Wie schon erwähnt, ist die Milch mit Einschränkungen ein wertvoller Eiweißträger. Zwei Glas Milch pro Tag reichen völlig aus. Joghurt und Buttermilch sind vorteilhafter als die normale Rohmilch, da die in ihnen enthaltenen Fermente im Magen - Darm - Trakt weiterarbeiten. Wichtig bei Antibiotika- Therapie: Um die vollständige Zerstörung der Darmflora durch die Antibiotika zu verhindern, ist die gleichzeitige Zufuhr von Joghurt oder Buttermilch empfehlenswert.

An heißen Tagen im Sommer ist eine Mischung von Ayran (kommt aus der Türkei, wird inzwischen auch in Deutschland produziert) mit Sprudelwasser aufgefüllt ein guter Durstlöscher. In Persien gibt es ein ähnliches Getränk mit Namen Dough. Dazu auch ein persönliches Erlebnis: Wie damals so üblich, wollte ich mit einem Freund auf dem Landweg nach Indien. Es ging über die Türkei, Persien weiter nach Pakistan, wo wir dann wegen des vorletzten indisch-pakistanischen Krieges hängen blieben. Aber in Teheran im Iran war es so heiss und schwül, dass wir ständig Durst hatten: All die üblichen, meist gesüßten Dosengetränke machten nur noch mehr Durst. Erst als wir nur noch Dough tranken, das einen leichten Salzgehalt hat, verschwand das ständige Durstgefühl. Fazit: Zuckerhaltige Getränke löschen keinen Durst.

Naturbelassene Fette

Butter, kaltgepreßte Öle und ungehärtete Reformhausmargarinen sind als fester Bestandteil unserer Nahrung nicht wegzudenken. Sie dienen der Zufuhr fettlöslicher Vitamine und der essentiellen Fettsäuren. Als Zusätze zur Frischkost sind die kaltgepreßten Öle hervorragend und geben mit Zitronensaft, Obstessig, Sahne und Gewürzen dem ganzen den letzten Pfiff. Die auch bei uns beliebte Mittelmeerkost verwendet gern das kaltgepreßte Olivenöl (Extra vergine).

Vitamine

Über die Vitamine ist bereits einiges gesagt worden. Wie verhält es sich nun mit der Aufnahme von Vitamintabletten, -pillen und -pulvern? Erinnern wir uns daran, dass die Vitamingabe in Form der natürlichen Vitaminquelle die gesündeste ist. Bei der Wahl zwischen der gleichen Menge z.B. im Obst und einem synthetischen Vitamin ist in jedem Fall der ersten Möglichkeit der Vorzug zu geben.

Vitamin C ist beispielsweise ein Stoff, der nicht im direkten Sinne heilen hilft, sondern uns bei der Überwindung bestimmter Situationen unterstützt. Als Prophylaxe bei Erkältungen, grippalen Infekten, als vorbeugender Schutz bei Operationen und als unterstützendes Mittel in der Ausheilphase ist das Vitamin C ein unentbehrlicher Helfer. In seinen Seminaren zeigte Prof. Cheraskin überzeugende Bilder von der Heilhilfe durch Vitamin C.

Nicht immer kann man den Bedarf auf natürliche Art und Weise decken. Dann ist die Zufuhr synthetischer Vitamine gerechtfertigt. Prof. Cheraskin hat sich seit fast 30 Jahren mit den Zuckern und dem Vitamin

C befaßt. Nach seinen Angaben liegt der Tagesbedarf eines Erwachsenen bei 500 Milligramm.

Raucher, Kaffeetrinker, Menschen mit hohem Schmerzmittelverbrauch und Frauen, die die Pille nehmen, benötigen mehr.

Der bekannte Nobelpreisträger Linus C. Pauling propagiert die Stärkung der natürlichen Abwehrkräfte des Körpers durch Vitamin C. Und das nicht nur bei banalen Erkrankungen, sondern auch bei bösartigen Geschwülsten. Diese These brachte ihm einigen Mißmut ein. Inzwischen findet ein allgemeines Umdenken in den USA statt.

Ein Beispiel möge das unterstreichen: Unheilbare Krebskranke wurden in zwei Gruppen aufgeteilt. Die eine Gruppe bekam 10.000 mg (10 g) Vitamin C pro Tag, die andere nur normale Dosen. Nach einem Jahr lebten von der ersten Gruppe noch 16%, von der zweiten nur noch 0,3%.

Sauer oder basisch

Der Körper ist bestrebt, für alle Stoffwechselprozesse die optimalen Bedingungen herzustellen. Wichtig ist daher das Milieu.

So ist sämtliche Nahrung immer ein Balance-Akt, um dieses Milieu dem Körper zur Verfügung zu stellen.

Ist die Nahrung zu lange zu säurebildend, so besteht die Gefahr von entzündlichen Prozessen wie Rheuma, Gicht, Arthritis. Aber Säure in ausgewogener Form ist auch gleichbedeutend mit Aktivität und Lebendigkeit.

Bei einem Langzeit-Überschuss an Basenbildnern besteht die Gefahr einer Starre, die Gewebe werden nicht ausreichend mit Nährstoffen versorgt.

Hier eine kleine Übersicht der Nahrungsmittel.

Nahrungsmittel mit einem Überschuß von Säurebildnern sind
* Tierisches Eiweiß
* Nüsse (außer Mandeln und Paranüssen), Erdnüsse
* Trockenerbsen, Linsen, Trockenbohnen
* Zucker und sämtliche Süßigkeiten
* Tee, Kaffee, Kakao
* Sämtliche Fette und Öle (Butter: weitgehend neutral)
* Vergorene Milchprodukte (Käse, Joghurt)

Nahrungsmittel mit einem Überschuß von Basenbildnern sind
* Sämtliche Früchte
* Sämtliche Gemüse (frisch und gedämpft, Kochen in Wasser bewirkt Basenverlust)
* Blattgemüse hat einen höheren Basenanteil als Wurzelgemüse
* Kartoffeln (hoher Basengehalt)
* Kastanien, Mandeln, Paranüsse
* Unvergorene Milchprodukte wie Quark und Frischkäse

Noch ein Hinweis zu den Früchten: Die ganze Frucht ist immer besser als der gepresste Saft.

Die Speichel-Acidose

Da es von Wichtigkeit ist und ich hoffe, dass so mancher Zahnarzt bzw. seine Patienten dieses Buch lesen, habe ich dieses Kapitel in die jetzige Auflage übernommen.

Der Organismus des Menschen ist bemüht, sämtliche Körperflüssigkeiten in einem bestimmten pH-Wert, der für alle Stoffwechselvorgänge und sämtliche biochemischen Reaktionen die optimale Voraussetzung bietet, konstant zu halten.

Dieser Versuch der Konstanthaltung ist nicht immer eine leichte Aufgabe und hängt natürlich größtenteils von der Nahrungszufuhr ab.

In einem gewissen Rahmen kann der Körper natürlich Reserven mobilisieren, um lebenswichtige Vorgänge zu gewährleisten. Das geht allerdings nur eine gewisse Zeit. Danach besteht immer die Gefahr, dass sich Symptome einstellen.

Bevor wir auf das eigentliche Thema eingehen, hier die pH-Werte anderer Bereiche im Körper.

Der pH-Wert von 7 gilt als neutral, die Werte unter 7 als sauer, oberhalb von 7 als basisch oder alkalisch.

Blut: ca 7,4
Magen im nüchternen Zustand: 1 bis 2.
Dünndarm: 5 bis 6
Urin: zwischen 4,5 und 8 (kommt auf die Ernährung an)
Dickdarm: 8
Hautoberfläche: 5,5

Die zahnärztliche Diagnose

In der Allgemeinmedizin ist eine alte Diagnoseform weitgehend verschwunden: Das Zeigenlassen der Zunge. Wenn wir als Kinder bei unserem früheren Hausarzt waren, so wollte er immer als erstes die Zunge sehen. Heutzutage im Zeitalter der Gerätemedizin scheint für viele Ärzte diese Diagnose überflüssig.

Ebenso ist es in der Zahnmedizin. Die Zungendiagnostik wird nicht gelehrt und daher auch kaum angewandt. Dabei kann man aus ihr so viel entnehmen. Dabei liegt doch die Zunge direkt neben den Zähnen! Zeigen sich hinten an der Zunge Beläge, so kann das ein Hinweis auf Probleme an den Organen Dickdarm und Nieren sein. Bei Patienten mit lymphatischer Schwäche oder mit Leber-Problemen zeigt doch die Zunge ihre typischen seitlichen Einkerbungen. Manchmal wird sie allerdings von den Zahnärzten im Rahmen ihrer Behandlung als störend empfunden.

Aus der chinesischen Medizin stammt ein mehrsprachiges, sogar 600 Seiten starkes Buch über Zungentypen und Belagarten.

Ein weiteres Diagnose-Mittel erfreut sich ebenfalls keiner weiten Verbreitung, obwohl es von so grosser Bedeutung ist. Das ist die Messung des Speichel-pH-Wertes, der im Bereich von 7.0 – 7.1 liegen sollte.

Eine relativ schnell durchgeführte Massnahme, die vor allem bei weiteren Behandlungen von ausgesprochener Wichtigkeit ist.

In meiner Praxis wird bei jedem neuen Patienten im Rahmen der Erstuntersuchung dieser Faktor ermittelt. Dabei habe ich schon oft pH-Werte gemessen, die 5.0 betrugen, also im stark sauren Bereich lagen.

Welche Bedeutung und Funktion hat nun der Speichel?

1. Der Mundspeichel ist wichtig für die Vorverdauung der Kohlenhydrate. Die im Speichel befindliche Amylase ist in der Lage, wenn man ihr Zeit lässt und das Essen nicht herunterschlingt, die Kohlenhydrate anzudauen, so dass der Dünndarm, in dem mit den Pankreas-Fermenten die Weiter-Verdauung erfolgt, weniger Arbeit hat. Jeder kann das bei sich ausprobieren: Wenn man ein Stück Brot lange genug kaut und einspeichelt, fängt es an, süss zu schmecken. Das ist das Endprodukt der Aufspaltung der komplexen Kohlenhydrate zu Glukose. Diese Amylase entfaltet ihr Wirkungsoptimum bei einem normalen pH-Wert von 7.0 – 7.1. Also: Gutes Kauen und ein guter pH-Wert entlasten die Bauchorgane.

2. Wenn die Nahrung zu einseitig ausgeprägt ist, besonders bei Menschen, die sich am liebsten nur mit Süßigkeiten ernähren, fehlen dem Organismus wichtige Mineralien für sämtliche Vorgänge, bei denen für die eubiotische Tätigkeit „Baustoffe" oder sonstige Wirkstoffe benötigt werden. Das muss zwingend zu Mangelzuständen führen. Das kann sich auch nach einiger Zeit in den pH-Werten der Körperflüssigkeiten zeigen,

also auch im Speichel. Hinzu kommt, dass bei einer Acidose viele Stoffwechselvorgänge nicht vollständig ablaufen und daher Stoffwechselschlacken im Bindegewebe liegen bleiben.

3. Neben der Anfermentierung der komplexen Kohlenhydrate hat der
Speichel noch eine weitere wichtige, viel zu wenig beachtete Aufgabe,
nämlich die Remineralisation des Zahnschmelzes. Häufig führt saure
oder stark zuckerhaltige Kost zu kleinen Schmelzdefekten, die zu grös-
serer Karies „entarten" können. Ein gesunder Speichel ist in der Lage,
diese Minidefekte zu beheben. Es dürfte verständlich sein, dass ein saurer
Speichel dazu nicht in der Lage ist. Diese Tatsache zeigt sich ganz eklatant bei Patienten mit einer Mundtrockenheit, die nach Bestrahlungen im
Kopf-Kiefer-Gebiet durch Versiegen der Speichelproduktion auftreten
kann. Die Kariesanfälligkeit bei diesen Patienten ist extrem hoch. Noch
ein kleiner Tip für die Zahnpflege: Man sollte nie nach süssen oder sauren Nahrungsmitteln sofort die Zähne putzen, da sonst die Gefahr besteht,
dass man mit der Bürste aus den Minidefekten weitere Partikel heraus-
bürstet. Man muss also mit dem Zähneputzen etwas warten, bis die natürliche Remineralisation eingetreten ist.

4. Gerade bei Erkrankungen im Zahn-Mund-Kiefer-Gebiet wie Gingi-
vits, Parodontitis und Parodontose sollten diese Gedanken in eine Therapie einfliessen. Es erscheint wenig sinnvoll, schnell mit einer
Zahnfleisch- oder Zahnbett-Behandlung zu beginnen, ohne die Hinter-
gründe zu eruieren. Rezidive oder Fehlschläge können die Folge sein.
Ich kann mich noch sehr gut an eine Patientin erinnern, der ich am Be-
ginn meiner Praxiszeit eine Zahnfleisch-Behandlung wegen ihrer Ent-
zündung im Mundgebiet vorschlug. Sie lehnte dankend ab und sagte, sie
wollte erst einmal zu einem Kollegen nach Süddeutschland gehen, der
sich mit Ernährung beschäftigte. Damit könne man doch auch vieles heilen. Mein Wissen um eine gesunde Ernährung war zu jenem Zeitpunkt
zugegebenermassen noch sehr rudimentär. Damals war ich etwas pikiert.
Aus heutiger Sicht muss ich konzedieren: Die Patientin hat Recht gehabt.
Die Schulzahnmedizin steht leider fast überall noch auf dem Standpunkt,
den ich vor langer Zeit vertreten habe. Ja, Entzündungen des Zahnfleisches werden sogar mit Antibiotika bekämpft. Damit stört man aber wie-

derum die Darmflora – ein Teufelskreis ! Und fördert ggfs. noch eine Mykose.

5. Der Mund ist quasi der Vorposten des Darmes. Das bedeutet: Bakterielle Fehlbesiedlungen, Mykosen und Erkrankungen im Darm können sich auch im Mundraum zeigen. Gerade die häufig anzutreffenden Dysbiosen führen zu Malresorptionen – d.h. wichtige Nahrungsstoffe werden nicht richtig oder unvollständig verwertet. Das gilt auch – leider – für die vielfach verwendeten und nicht immer billigen Nahrungsergänzungsmittel. Etwas humorvoll pflege ich dann zu den Patienten zu sagen: „Sie produzieren damit einen teuren Stuhl!" Denn trotz der basischen Zusatzmittel zeigt sich oft immer noch ein saurer Speichel. Daher prüfe ich bei jedem Patienten neben der pH-Messung mittels Vegatest die Mängel an Mineralien und auch die Situation der Darmflora.

Wie kann man nun therapeutisch vorgehen?

Eine Umstellung und Verbesserung des pH-Wertes dürfte kaum in kürzester Zeit zu bewerkstelligen sein.

Eines dürfte aber klar sein: Wer seine alten Ernährungsgewohnheiten beibehält (viel raffinierte Kohlenhydrate, also Zucker und Süßigkeiten, viel Eiweiss etc), darf nicht erwarten, dass man mit Mitteln der Biologischen Medizin incl. der Homöopathie eine Besserung erzielen kann.

Da häufig die Resorption im Darm gestört ist, muss man neben der Ernährungsumstellung nach anderen Wegen suchen. In den meisten Fällen ist zusätzlich ein Aufbau einer physiologischen Darmflora nötig, besonders dann, wenn häufige Antibiotika-Einnahmen in der Anamnese zu verzeichnen sind.

Wie allgemein bekannt ist, werden Homöopathika mittels der Mundschleimhaut als Information resorbiert. Das ist meines Erachtens eine Domäne der Schüssler-Salze.

Man kann sogar vermuten, dass durch die Gabe von Schüssler-Salzen die Resorption der in den Nahrungsergänzungsmitteln enthaltenen Stoffen erleichtert oder gefördert wird.

Gerade bei der Parodontose (die ja nichts weiter ist als eine dentale Form der Osteoporose) und ihrer Behandlung ist der Einsatz der Schüssler-Salze wichtig. Natürlich kann man verloren gegangenen Knochen

92

nicht ohne weiteres wieder aufbauen, aber man kann zumindest den Zustand halten. Die Schüssler-Salze 2 (Calcium phosphoricum D 12 Biochemie Nestmann) und 11 (Silicea D 12 Biochemie Nestmann) sind bei solchen Therapien zu empfehlen.

Ein weiteres Problem ist die Wundheilung bei Extraktionen von Zähnen und operativen Eingriffen. Auch für die Heilung ist zum einen eine gute periphere Versorgung wichtig und zum anderen muss der Körper wiederum Knochen reorganisieren, wobei dies überhaupt ein Wunder ist, dass in einer so stark frequentierten Körpergegend durch Nahrung und Getränke überhaupt eine Heilung eintritt. Es ist ja im Grund eine offene Wunde, wenn nicht genäht wurde. Daher erscheint auch bei diesen Massnahmen der Einsatz der Schüssler-Salze sinnvoll. Es ist leicht nachvollziehbar, dass bei einem pathologischen Mundmilieu dieser Prozess nicht immer ohne Komplikationen abläuft.

Sicher gäbe es zu diesem Thema noch weitaus mehr zu berichten, diese kurzen Ausführungen mögen jedoch genügen, um denjenigen, die auf der Suche nach zusätzlichen Therapiemöglichkeiten sind, einige Anregungen zu geben.

Die Schüssler-Salze (Biochemie)

Eigentlich haben Schüssler-Salze direkt nichts mit der Ernährung zu tun, der Zusammenhang ist mehr indirekt. Schüssler-Salze sind homöopathisierte Mineralien.

Ihre Entstehung geht zurück auf den Arzt Dr. Schüssler, einem Anhänger von Dr. Hahnemann, dem Begründer der Homöopathie, dem aber die Vielzahl der Homöopathika zu umfangreich und vielschichtig erschien. Er untersuchte die Asche von Geweben auf ihre Bestandteile. Seine Meinung: Wenn dem Menschen eines dieser Elemente fehlt, kann er krank werden. Man muss es ihm dann zuführen. Jedoch verabreichte er diese Mittel nicht in ihrer Reinform, sondern in homöopathisierter Form. Auf seinen Wunsch hin heissen die Mittel Biochemie, aber der Name Schüssler-Salze hat sich im Volksmund und im Alltag besser eingeprägt.

Sie scheinen auf den Organismus so etwas wie eine Ordnungsfunktion auszuüben, in der Gestalt, dass der Körper seine Umstimmung auf eine Eu-Biose, einen gesunden Zustand, selbstregulierend in die Hand nimmt.

Weiterhin werden offenbar die Bestandteile der Nahrung besser vom Körper resorbiert, die Mittel stellen eine Art Einschleus-Helfer dar.

Daher nur eine kurze Übersicht als Zusammenfassung.

Es gibt insgesamt zwölf Basis-Mittel, die bei Patienten sehr beliebt sind.

Die in der Zwischenzeit eingeführten Ergänzungsmittel sind nicht so verbreitet.

Biochemie Nr. 1 Calcium fluoratum – Für das Bindegwebe und die Zahnbildung
Biochemie Nr. 2 Calcium phosphoricum – Für Knochen und Zähne
Biochemie Nr. 3 Ferrum phosphoricum – Für die Vitalität und die Sauerstoffversorgung
Biochemie Nr. 4 Kalium chloratum – Für sämtliche Schleimhäute von oben bis unten
Biochemie Nr. 5 Kalium phosphoricum – Für die Nerven und die Psyche
Biochemie Nr. 6 Kalium sulfuricum – Für die Ausleitung und Entgif-

tung

Biochemie Nr. 7 Magnesium phosphoricum – Für Nerven und für Entspannung

Biochemie Nr. 8 Natrium chloratum – Einfluß auf den Flüssigkeitshaushalt des Körpers

Biochemie Nr. 9 Natrium phosphoricum - Stoffwechsel, Abpuffern überschüssiger Säuren

Biochemie Nr. 10 Natrium sulfuricum - Aktivierung der Ausscheidung

Biochemie Nr. 11 Silicea - Wichtig für Haare, Haut und Bindegewebe

Biochemie Nr. 12 Calcium sulfuricum - Für Haut und Schleimhaut

Es gibt mehrere Firmen, die Schüssler-Salze herstellen. Wichtig ist: Man sollte darauf achten, dass die Mittel nicht auf der Basis von Weizenstärke (darin ist Gluten –Weizenkleber enthalten), sondern auf der Basis von Kartoffelstärke hergestellt werden.

Persönlich nehmen wir in der Familie seit vielen Jahren die Schüssler-Salze der Firma Nestmann-Pharma, Biochemie Nestmann, (die Basis ist Kartoffelstärke).

Näheres zu diesem Thema finden Sie auf meinen Internet-Seiten sowie in meinen Büchern über Biologische Zahn-Heilkunde etc.

Fettleibigkeit und Übergewicht

Fast hätte ich ein Thema vergessen, dass wie kein zweites mit der Ernährung zusammenhängt.

Soll man es als „globale Epidemie" bezeichnen oder als „menschengemachte Tragödie"? Denn die Weltbevölkerung legt ständig zu an Gewicht und Leibesumfang.

Typ-2-Diabetes und Herzkreislauf-Erkrankungem, ausgelöst durch hohes Übergewicht, sind auf dem Vormarsch, und wenn nicht etwas Einschneidendes geschieht, so fürchtet man, dass im Jahr 2040 die Hälfte der Weltbevölkerung übergewichtig oder fettleibig sein wird.

Es ist nahezu verwunderlich, wie wenig entschlossen die Industrienationen oder deren Organisationen wie Krankenkassen und Ärzteverbände gegen diese Fehlentwicklung vorgehen. Gutgemeinte Appelle oder Versuche über die Vernunft verhallen wirkungslos. Freiwilligkeit bedarf offenbar einen gewissen Leidensschub. Neben der falschen Ernährung kommt noch ein Bewegungsmangel hinzu. Es leuchtet ein, dass ein Mensch, wenn er Unmengen von Gewicht durch die Landschaft schleppen muss, sich nicht gern bewegt.

Die USA gingen mit schlechtem Vorbild voran, inzwischen ist diese Welle längst nach Europa übergeschwappt. Und niemand hat den Mut, die nahrungsmäßigen Übel beim Namen zu nennen. Die Nahrungsmittelindustrie scheint doch sehr mächtig zu sein.

Es sind ja nicht nur die oben erwähnten Erkrankungen allein. Übergewicht hat noch andere Folgen. Unsere Wirbelsäule ist ein erstaunliches Organ, vermag sie uns doch einigermaßen stabil und gerade als Halt durchs Leben zu transportieren.

Viele Menschen haben Probleme mit der Wirbelsäule. Meistens sind es die Wirbel der unteren Wirbelsäule, die Lendenwirbel L4/L5. Kein Wunder, denn hier muß das Übergwicht irgendwie bei allen Belastungen, beim Stehen und Laufen abgefedert und aus balanciert werden.

Die zwischen den einzelnen knöchernen Wirbeln liegenden Knorpelscheiben sind äußerst empfindlich. Wird der Druck zu gross, dann kann es sein, dass sie zerrieben werden und schlußendlich Knochen auf Knochen reibt, was zu gravierenden Schmerzen führen kann.

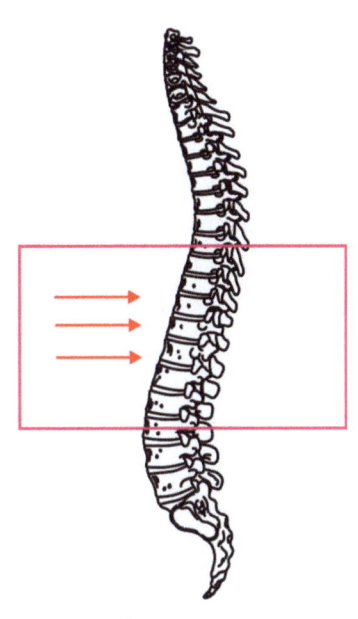

Knorpel ist ein problematisches Gewebe, denn es wird in den meisten Fällen nicht direkt durch Blutgefäße versorgt, sondern durch Diffusion. In der Sprache der Medizin ist ein sog. „bradytrophes" Gewebe.

Zum besseren Verständnis habe ich das Bild einer knöchernen Wirbelsäule eingefügt. Man lann sich leicht vorstellen, dass an den Krümmungen, dort wohin die Pfeile zeigen, der Druck durch Gewicht und Belastung abgefedert werden muss.

Zusätzlich noch ein kleiner Ausflug in die chinesische Akupunkturlehre, die von den deutschen Ärzten Dr. Voll und Dr. Kramer für die europäischen Verhältnis durch die Elektroakupunktur etwas verständlicher gemacht wurde.

Im Körper gibt es energetische Zusammenhänge zwischen verschiedenen Organen, ich habe dafür einmal den Begriff „Resonanzketten" geprägt.

So hat der untere Bereich der Wirbelsäule, die Lendenwirbelsäule, hat eine Beziehung zum Dickdarm (exakt zum Dickdarm-Meridian).

Da vermutlich bei korpulenten Menschen die Darm-Flora auch nicht die beste sein dürfte, haben wir hier gemäß den Resonanzketten eine weitere negative Beeinflussung dieser wichtigen Wirbelsäulenabschnitte.

Schädliche Nahrungsmittel - eine Zusammenfassung

Im Vergleich zu den eben erwähnten Nahrungsmitteln ist die Summe der zu vermeidenden Produkte gering. Um nicht der Schwarz-Weiß-Malerei bezichtigt zu werden: Ein Genuß dieser Negativ-Produkte führt nicht umgehend zu Schäden. Wer sich lange gesund ernährt, dem wird ein kleiner kulinarischer Seitensprung nicht schaden. Im Urlaub, auf Reisen oder bei Einladungen läßt sich ohnehin oft eine zeitweilige nahrungsmäßige „Untreue" gar nicht vermeiden.

Ernährungsvorschriften sind keine intolerante Religion. Jeder sollte sein eigenes Ziel entsprechend seinen eigenen Gesundheitswünschen abstecken.

Industriezucker und Auszugsmehle gehören zu den schädlichsten Negativprodukten. Ich zitiere wieder Prof. Cheraskin: Der Bedarf an fabrikatorisch veränderten Kohlenhydraten ist gleich Null.

Dr. Brukers Erfahrungen zeigen, dass die gleichzeitige Einnahme von raffinierten Kohlenhydraten und Frischkost zu Unverträglichkeitserscheinungen führt, die beim Weglassen der Zucker ausbleiben. Für die Auszugsmehle und ihre Produkte gilt das Gesagte ebenfalls.

Fassen wir noch einmal die Nahrungsmittel zusammen, die man vermeiden oder zumindest einschränken sollte:
* Industriell bearbeitete Kohlenhydrate wie Zucker und Auszugsmehle;
* Konservenkost und Industriefruchtsäfte;
* Kochsalz in großen Mengen;
* Industriell veränderte Fette;
* Alle unnatürlichen Chemikalien wie Konservierungsmittel,
* Ersatz- und Austauschstoffe, Farbstoffe etc.;
* Unmäßiger Eiweißkonsum.

Vorteile der gesunden Kost
* Gewichtsnormalisierung und körperliches Wohlbefinden
* Psychische Stabilisierung und Ausgeglichenheit
* Größere Widerstandskraft und Leistungsfähigkeit
* Regelmäßiger Stuhlgang
* Weniger Ausfall durch Erkrankungen

Der erste Schritt zur Gesundheit

Wie schon am Anfang dieser Schrift erwähnt, stellt das menschliche Beharrungsvermögen den konservativsten Gegenfaktor bei der Änderung der herkömmlichen Ernährungsgewohnheiten dar.

Ein Umschwenken auf eine gesunde Vitalkost ist in der Familie nur bei Einsicht beider Ehepartner möglich. Einsicht und Wissen sind die ersten Schritte bei der Überwindung von Fehlern.

Unsere durchschnittliche Lebenserwartung ist größer geworden. Das bedeutet aber nicht, dass in früheren Zeiten die Leute nicht alt geworden sind. Die hohe Säuglingssterblichkeit früherer Jahre drückte unter anderem den Durchschnittswert erheblich nach unten.

Die Frage, die wir uns stellen, lautet: Ist unser Leben im Alter noch lebenswert oder ist es durch chronische Erkrankungen in seiner Qualität gemindert?

Wir müssen mit der Technik leben und können keine Naturapostel werden. Auf dem Gebiet der Ernährung sollten wir aber im Hinblick auf die Zunahme der chronisch-degenerativen Erkrankungen nachdenklich werden.

Wir halten uns für Individualisten. Aber wir sind zugleich auch Glieder einer langen Kette, die bis in die Vergangenheit reicht. Unsere Generation trägt die Verantwortung als Bindeglied für die Zukunft. Unser Ziel soll es sein, diese Stelle nicht zum schwächsten Glied werden zu lassen.

Je früher wir die Umstellung vollziehen, desto besser für unsere eigene Gesundheit.

Fangen wir daher heute an!

Nicht erst morgen!

Kritische und nachdenkliche Abschlußgedanken

Jedes Atom, jedes Molekül des Menschen stammt aus dem Außen. Dass es sich dann einbindet in den jeweiligen Lebensprozeß, seine Stelle sucht, wo es gebraucht wird, sich einfügt in das Konzert des Lebens - das ist ein unglaubliches Wunder.

Das Herz schlägt, man atmet (von der ersten Lebensminute an), der Magen und der Darm arbeiten, die Leber und die Nieren verrichten ihre Tätigkeit - um nur einige zu nennen. Das Gehirn klammern wir einmal vorsichtig aus.

Wer das alles steuert, wir wissen es nicht genau. Mancheiner sagt, es wäre die Gene - nun, die bestehen auch nur aus Atomen und Molekülen.

Je besser nun die Ernährung ist, desto mehr hat diese universelle Kraft die Möglichkeit, zu wirken und sich zu entfalten. In jedem Atom scheint die universelle Schöpferkraft auf, denn es bewegt sich seit Jahrmilliarden. Es ist unzerstörbar - es kann sich höchstens verbinden. Nur der Mensch in seiner Hybris hat es geschafft, diese ungeheure Energie durch Spaltung frei zu setzen. Ein unheilvoller Vorgang, wie wir inzwischen erfahren mußten.

Das Thema Ernährung ist sehr umfassend. Die hinter Ihnen liegenden Seiten konnten natürlich das Problem nur aus einer Art Vogelperspektive behandeln. Sie sollen Ihnen Grund zum Nachdenken, und vor allen Dingen, zum Umdenken geben. Mehr nicht! Dogmen jedweder Art sind und waren in der Geschichte der Menschheit schon immer fragwürdig.

Wer sich näher mit den einzelnen Problemen befassen möchte und Details verlangt, der sei auf die im Literaturverzeichnis aufgeführten Schriften verwiesen. Ihre Buchhandlung hat sicher noch mehr davon.

Ich bitte Sie ganz herzlich um Ihr Verständnis, wenn Sie keine Rezepte, Kochtipps und Menüvorschläge vorfinden. Zu diesen Themen finden Sie ebenfalls in Ihrer Buchhandlung eine große Menge von Literatur, so dass ich mir an dieser Stelle Hinweise ersparen kann.

Wie schon einmal erwähnt: Mir geht es nur um den Anstoß, oder wenn Sie wollen, um eine Änderung der gewohnten Perspektive.

Abschließend noch ein großes Anliegen

Wenn Sie jetzt so nach und nach alles gelesen haben und versuchen, es zu beherzigen, glauben Sie dann eventuell, dass Sie nun gesund sind oder sein werden.

Da muß ich Ihnen ein herzliches und gut gemeintes „Nein" entgegenhalten.

Ernährung kann nur da wirklich helfen, wo zugleich auch eine Wandlung im Denken stattfindet. Die beste und gesündeste Ernährung nützt absolut nichts, wenn der Mensch weiterhin in Unfrieden und Hader mit sich, seiner Familie und seinen Mitmenschen lebt. Wenn Haß, Neid und Missgunst Faktoren sind, die sein Leben bestimmen, dann kann auch die gesunde Nahrung im Körper keine Resonanz finden und ausüben. Verbissen und sektiererisch genossene Ernährung kann also keine Wirkung entfalten.

Der Titel eines vor längerer Zeit erschienenen rusisschen Buches (Autor Wladimir Dudinzew) lautete „Der Mensch lebt nicht vom Brot allein".

Das bedeutet: Das meiste, das ich Ihnen angeboten habe, wirkt hauptsächlich und in erster Linie auf die Physis, die Materie. Aber physisches, körperliches Wohlbefinden kann durchaus Auswirkungen auf die Seele und den mentalen Bereich haben.

Die meisten Menschen suchen die Schuld immer bei anderen und vergessen dabei, dass nur sie allein und niemand anders für alles verantwortlich ist, was ihnen zustößt. Das mag hart klingen, aber ein Körnchen Wahrheit dürfte darin schon liegen.

Wer verändern möchte, muß immer zuerst bei sich selbst beginnen.

Denn: Der gesunde Körper soll einer gesunden Seele die rechte Wohnstatt sein.

Literatur

Quellen- und Literaturhinweise

Bei den Verlags-Angaben wurden die Verlage angegeben, die zum Verfassen vorlagen oder aktuell waren. Es ist durchaus möglich, dass manche Bücher den Verlag gewechselt haben oder nicht mehr lieferbar sind, sondern nur noch antiquarisch erhältlich sind

Bircher - Benner, M. Ordnungsgesetze des Lebens. Wegweiser zur echten Gesundheit, Bircher-Benner-Verlag

Bruker, M. 0.; Schicksal aus der Küche; Schnitzer - Verlag

Bruker, M. 0.; Nie mehr erkältet; Schnitzer - Verlag

Bruker, M. 0.; Krank durch Stress; Schnitzer - Verlag

Bruker, M. 0.; Rheuma - Ischias – Arthritis - Arthrose; Schnitzer - Verlag

Bruker, M. 0.; Stuhlverstopfung in 3 Tagen heilbar; Schnitzer-Verlag

Bruker, M. 0.; Leber, Galle, Magen, Darm; Schnitzer - Verlag

Bruker, M. 0.; Krank durch Zucker; Helfer-Verlag E. Schwabe

Bruker, M.O.; Vorsicht Fluor!, Das Kariesproblem. bioverlag gesundleben, 1. Aufl. 1984

Budwig, J.; Öl - Eiweiß - Kost; Hyperion - Verlag

Cheraskin, E. u.a.; Psychodietetics; Bantam Books

Cheraskin, E. u.a.; Predictive Medicine; Keats Publishing Inc.

Cheraskin, E. u.a.; Diet and Disease; Keats Publishing Inc.

von Haller, A.; Gefährdete Menschheit; Hippokrates-Verlag

Hensel, H.; Heilung ist eine aktive Fähigkeit des Menschen; Diagnosen 7/79

Jenkins, G.N.; The Physiology and Biochemistry of the Mouth; Blackwell Scientific Publications

Karlsson, P.; Biochemie; Thieme Verlag

Körke, H.; Zähne gut - alles gut; KZV Nordrhein

Kollath, W.; Leben, Wachstum und Gesundheit; Haug-Verlag

Kollath, W.; Zivilisationsbedingte Krankheiten und Todesursachen; Haug - Verlag

Kollath, W.; Die Ordnung unserer Nahrung; Haug-Verlag

Kollath, W.; Die Ernährung als Naturwissenschaft; Haug-Verlag

Lavelle, C. L. B. u.a.; Evolutionary Changes to the Primate Skull and Dentition; Thomas

Reckeweg, H.H.; Homotoxikologie; Aurelia - Verlag

Stephan, K.; Heilung über Magen und Darm; Schnitzer - Verlag

Sturm, A.; Grundbegriffe der Inneren Medizin; Fischer - Verlag

Triebold, K.; Gesunde Kinder - gesunde Umwelt; Diagnosen 9/79

Volkmer, D.; Amalgam-itäten, Reflexionen über ein dunkles Material Energetik-Verlag

Volkmer, D.; Herd, Focus, Störfeld – Beiträge zu einem brennenden Thema, Books on Demand

Volkmer, D.; Homöopathie und Zahn-Heilkunde, Tipps, Anregungen, Hinweise; Books on Demand

Volkmer, D.; Gesunde Zähne bis ins Alter. Sanfte Behandlung durch Biologische Zahn-Heilkunde; Books on Demand

Volkmer, D.; Jenseits der Molaren - Zahn-Medizin oder Zahn-Heilkunde, Books on Demand

Wendt, L.; Die essentielle Hypertonie der Überernährten. Die Mikroangiopathie der Risikofaktoren; Verlag E.E. Koch, Frankfurt, 1. Aufl. 1976

Wendt, L.; Krankheiten verminderter Kapillarmembranpermeabilität, Verlag E.E. Koch, Frankfurt, 2. Aufl. 1973

Werner, F. u. Voll, R. Elektroakupunktur - Fibel; Med. Literarische Verlagsgesellschaft

Yiamouyiannis, J., Früher alt durch Fluoride, 1988, Waldthausen-Verlag

Song Tian Bin, Atlas der Zungentypen und Belagarten der chinesischen Medizin, Editions Sinomedic, Strassburg

Weitere Literatur des Autors

Ernährung und Zahn-Gesundheit

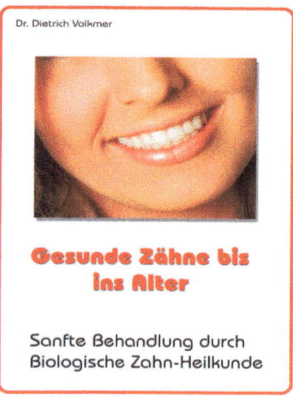

Erschienen bei Books on Demand
Auch als E-Book
Erhältlich in jeder Buchhandlung
oder im Internet

Nähere Details finden Sie unter
www.literatur.drvolkmer.de

Gesunde Zähne bis ins Alter

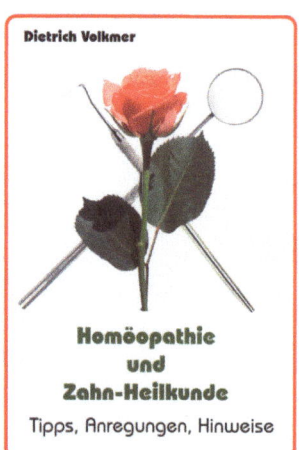

Erschienen bei Books on Demand
Auch als E-Book
Erhältlich in jeder Buchhandlung
oder im Internet

Nähere Details finden Sie unter
www.literatur.drvolkmer.de

Homöopathie und Zahn-Heilkunde

Erschienen bei Books on Demand
Auch als E-Book
Erhältlich in jeder Buchhandlung
oder im Internet

Nähere Details finden Sie unter
www.literatur.drvolkmer.de

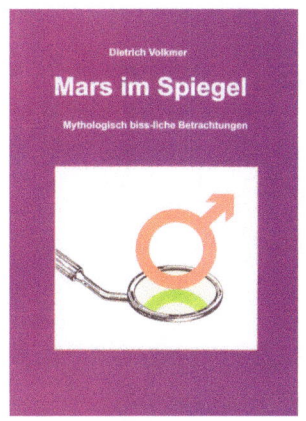

Mars im Spiegel
Mythologisch-bißliche Betrachtungen

Erschienen bei Books on Demand
Auch als E-Book
Erhältlich in jeder Buchhandlung
oder im Internet

Nähere Details finden Sie unter
www.literatur.drvolkmer.de

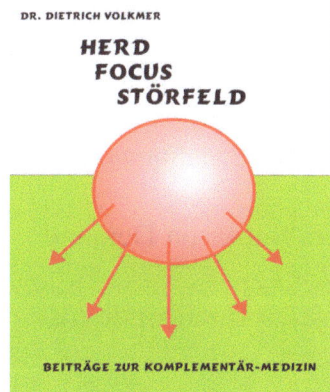

Herd, Focus, Störfeld

Erschienen bei Books on Demand
Auch als E-Book
Erhältlich in jeder Buchhandlung
oder im Internet

Nähere Details finden Sie unter
www.literatur.drvolkmer.de

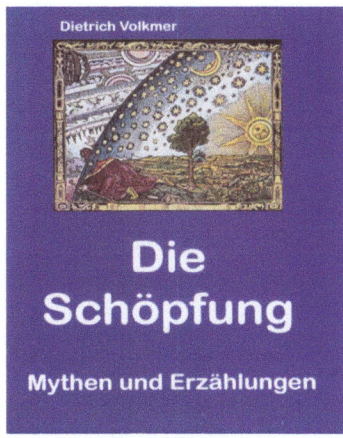

Die Schöpfung
Mythen und Erzählungen

Erschienen bei Books on Demand
Auch als E-Book
Erhältlich in jeder Buchhandlung
oder im Internet

Nähere Details finden Sie unter
www.literatur.drvolkmer.de

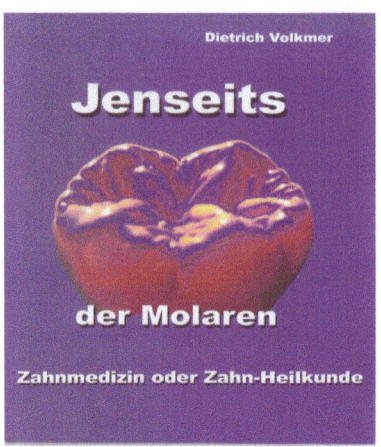
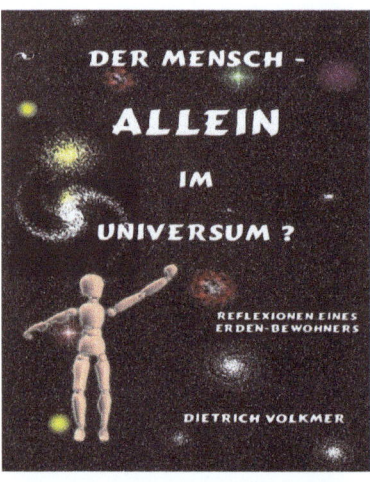
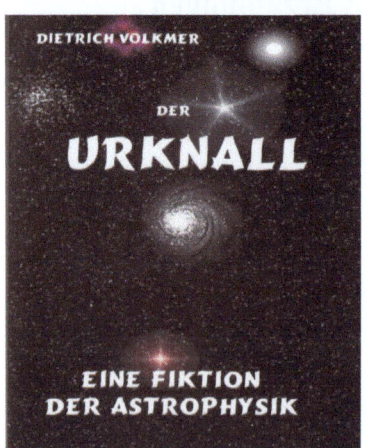

Platz für Ihre Notizen